PRÉCIS D'ASSISTANCE

AUX

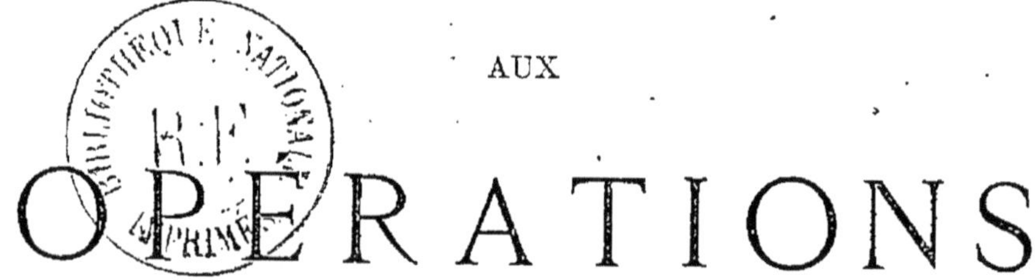

OPÉRATIONS

PRÉPARATION DU MALADE & DES INSTRUMENTS
ANESTHÉSIE. — SOINS CONSÉCUTIFS.

PAR

Le Dr Paul THIÉRY

ANCIEN INTERNE DES HÔPITAUX
PROSECTEUR ET LAURÉAT DE LA FACULTÉ DE MÉDECINE DE PARIS
MEMBRE DE LA SOCIÉTÉ ANATOMIQUE

AVEC UNE PRÉFACE DU PROFESSEUR VERNEUIL

PARIS
A. MALOINE, LIBRAIRE-EDITEUR
91, Boulevard Saint-Germain, 91

NANCY
IMPRIMERIE A. NICOLLE
25, Rue de la Pépinière, 25

1892

PUBLICATIONS ANTÉRIEURES

De la valeur de la recherche des bacilles dans le diagnostic des affections tuberculeuses. — *Progrès méd.* 1885.

Note sur un cas de gangrène pulmonaire. — *Bull. Soc. Anat.*, 31 juillet 1885.

Note sur un cas de trichinose observé à Paris. — *Bull. Soc. Anat.*, 31 juillet 1885.

Des effets physiologiques de l'adonidine. — Recherches expérimentales in *thèse de Mordagne;* Paris, 1885.

De la recherche de la glycose dans les urines par l'acide picrique. — *Progrès méd.*, 1886.

De la présence du sucre dans le liquide hydrocéphalique. — *Progrès méd.* 1886.

Contribution à l'étude du diagnostic des chancres vénériens. — *Progrès méd.*, 1887.

Note sur un cas de tuberculose du testicule à début aigu. — *Bull. Soc. Anat.*, janvier 1887.

Traitement chirurgical du chancre syphilitique non compliqué. — *Gaz. méd.*, 1887.

Traitement de la blennorrhagie par les injections d'huile iodoformée. — *Progrès méd.*, 1887.

Fracture du bassin. Hématocèle traumatique du scrotum. Gangrène. Décortication des testicules. Guérison. — *Annal. des mal. des org. génito-urinaires*, 1887.

De l'emploi de la cocaïne dans le traitement de l'hydrocèle par l'injection iodée. — *Gaz. méd.*, 1887.

Contribution à l'étude de quelques procédés de respiration artificielle. — *Gaz. méd.*, 1887.

Plaie pénétrante de la poitrine et de l'abdomen. Blessure d'une intercostale. Hémo-pneumothorax, mort. — *Gaz. méd.* 1887.

Du traitement abortif de la syphilis par l'excision du chancre. — *Gaz. méd.*, 1888.

Note sur la pathogénie des corps étrangers organiques des articulations. — *Bull. Soc. anat.*, 1888.

Note sur une affection non décrite du derme sous-unguéal. Durillon sous-unguéal. — *Bull. Soc. anat.*, 1888.

Coup de feu dans l'oreille ayant lésé l'oreille interne. Confirmation du rôle physiologique des canaux semi-circulaires et de la corde du tympan, avec un rapport de Chaput. — *Bull. Soc. anat.* 1888.

Cancer de la face latérale droite de la vessie comprimant l'uretère droit. Absence congénitale du rein et de l'uretère gauches. Phénomènes urémiques. — *Bull. Soc. anat.*, 1888.

De l'ecchymose dans les fractures des métatarsiens. — *Bull. Soc. anat.*, 1888.

Traitement de l'orchite blennorrhagique par la teinture d'anémone pulsatille. — 50 observations personnelles, in *thèse de Dormand*, 1888.

Contribution à l'étude du traitement de quelques lésions sous-préputiales. — Observations personnelles, in *thèse de Gauillard*, 1888.

De la suture dans les plaies de tête. — 32 observations personnelles, in *thèse de Ribierre*, 1888.

Du durillon sous-unguéal. Signes et diagnostic, avec un rapport de Villar. — *Bull. Soc. anat.*, 1889.

Contusion bi-polaire oblique du cerveau. Fracture du crâne. Double trépanation. — *Bull. Soc. anat.*, 1889.

Note sur un kyste inguinal chez la femme. — *Bull. Soc. anat.*, 1889.

Sur le choix du procédé opératoire dans la création d'un anus iliaque artificiel; comparaison de la méthode française et de la méthode autrichienne. — *Bull. Soc. anat.*, 1889.

Kystes hydatiques multiples du foie, de la rate, de l'épiploon et du pelvis. Cancer de l'estomac et de l'utérus. *Bull. Soc. anat.*, 1889.

Rupture de l'estomac par cause indirecte (chute sur les ischions). — *Bull. Soc. anat.*, 1889.

De l'emploi de la cocaïne dans le traitement de l'hydrocèle par l'injection iodée. — Observations in *thèse de Spillmann*, 1889.

Lymphangite et érysipèle. — Observation in *thèse de Gars*, 1889.

Valeur séméiologique de l'ecchymose dans les fractures des métatarsiens. — *Gaz. méd.*, 1889.

Remarques et faits cliniques relatifs à l'opération du trépan. — *Gaz. méd.*, 1889.

Deux observations de cancer de l'intestin avec phlegmon pyostercoral. — *Bull. Soc. anat.*. 1890.

Remarques relatives à l'étude de l'érysipèle dans l'état puerpéral. — *Gaz. méd.*, 1890.

Note sur une complication grave du traitement des kystes hydatiques du foie (flux biliaire), suivie d'une clinique du professeur Verneuil sur le traitement des kystes du foie par le procédé du trocart. — *Gaz. méd.*, 1890.

Ulcération tuberculeuse de la langue guérie par l'iodoforme et l'acide lactique. — *Etudes sur la tuberculose*, Fasc. IV, 1890.

De la tuberculose chirurgicale. — Suites immédiates et éloignées de l'intervention. — Traitement pré-et-post-opératoire. 1 vol. 600 pages, 1890.

Suites immédiates des interventions chez les tuberculeux. — *Etudes sur la tuberculose*, fasc. IV, 1890.

Kystes crétifiés des muscles de nature indéterminée et probablement d'origine parasitaire. — *Bull. Soc. anat.*, 1891.

Note sur trois cas de valvules de la muqueuse préputiale. — *Bull. Soc. anat.*, 1891.

Le personnel médical subalterne dans les hôpitaux scandinaves. — *Gaz. des hôp.*, 1891.

Remarques complémentaires relatives à la trépanation dans le traitement des épanchements sanguins para-duremériens. — *Bull. Soc. anat.*, 1891.

Essai de traitement des plaques muqueuses hypertrophiques par les applications de tannin. — *Gaz. méd.*, 1891.

Modification à l'opération du phimosis par le procédé dit de Vidal de Cassis. — *Bull. Soc. anat.*, 1891.

Nouvelle contribution à l'étude de la trépanation dans les cas douteux de compression ou de contusion cérébrales. — *Bull. anat. Soc.*, 1891.

Cinquième note relative aux indications et contre-indications de l'intervention dans les complications des traumatismes crâniens. — *Bull. Soc. anat.*, 1891.

Note sur plusieurs concrétions phlébolithiques du plexus recto-vésical. — *Bull. Soc. anat.*, 1891.

Contribution à l'étude de l'incision exploratrice dans le diagnostic topographique des sarcômes périostiques ; d'une cause d'erreur peu commune. — *Bull. Soc. anat.*, 6 mars 1891 (en coll. avec Cazenave).

De la circoncision envisagée principalement chez l'adulte. Manuel opératoire et pratique simplifiée de l'opération. Soins préliminaires et consécutifs. — *Gaz. méd.*, 1891.

Métastase purulente de l'anthrax. — *Compt. rend. Congrès de chirurgie*, 1891 (en coll. avec Beretta).

Sur les rapports anatomiques du pli fessier. — *Bull. Soc. anat.*, 1891.

Etude et critique expérimentales de la traction par les poids dans le traitement des fractures du fémur par l'extension dans la rectitude. — *Gaz. méd.*, 1891.

Remarques sur le pronostic éloigné des tuberculoses chirurgicales. — *Etudes sur la tuberculose*, fasc. V, 1891.

Essai de traitement méthodique de la blennorrhagie régulière chez l'homme. — *Annales des mal. des organes génito-urinaires*, 1891.

Tuberculose rénale et utérine. Cystite. Néphtectomie. — *Bull. Soc. Anat.*, 1891.

Quelques cas d'échec de la laparotomie exploratrice. Difficulté extrême de la recherche de la lésion dans certains cas. — *Bull. Soc. Anat.*, 1891.

Quelques accidents imputables aux injections d'éther iodoformé. — Des moyens de les éviter. (*Pour paraître prochainement*).

PRÉFACE

Si l'on considère les changements profonds qu'a subis la technique opératoire dans ces vingt dernières années, il est manifeste que les chirurgiens n'ont jamais eu plus qu'aujourd'hui besoin d'aides habiles, attentifs et expérimentés.

En effet, la pratique chirurgicale s'est enrichie d'opérations nouvelles, non seulement difficiles, compliquées, intéressant les organes les plus délicats dans les régions les plus périlleuses du corps, mais dont la réussite exige un ensemble de précautions multiples, de préparatifs minutieux, de soins incessants, auxquels ne pourrait certainement suffire, si actif qu'il fût, l'opérateur abandonné à lui-même ou simplement mal servi.

Ce que je dis des opérations nouvelles s'applique aussi bien aux anciennes qui doivent l'étonnante bénignité qu'elles ont acquise non point à une exécution devenue plus parfaite, mais à la rigoureuse observance des règles qui en préparent et en assurent le succès.

De tout temps et en tous lieux, les bons aides ont été et sont rares; on a peu de chance de les rencontrer parmi les praticiens des campagnes et des petites villes, et lorsque dans les grands centres même nous avons à pratiquer en clientèle civile une opération importante ou délicate, nous pouvons généralement si peu compter sur l'assistance efficace des confrères de la ville que nous emmenons avec nous (sans que d'ailleurs les confrères susdits s'en offensent) nos internes, nos chefs de clinique, voire nos jeunes collègues d'hôpital, disciples ou condisciples.

Dans les hôpitaux même nos internes de première année ou venus des services de médecine sont parfois très insuffisants, et ne commencent à bien jouer leur rôle que vers l'époque où ils nous quittent.

Mais alors comment remédier à ce fâcheux état de choses et que faire pour trouver ces aides modèles dont le concours devient de plus en plus nécessaire ? Il ne semble y avoir d'autre alternative que de les former ou de leur donner le moyen de se former eux-mêmes.

Sans doute, les chirurgiens qui, par exception, pratiquent beaucoup à l'hôpital ou en ville, adoptent d'ordinaire un ou plusieurs aides et les initient au métier en général et surtout à leur propre manière de faire ; sans doute aussi ces aides pleins de bonne volonté s'efforcent de s'instruire et de profiter des enseignements du maître ; mais avec ces seules ressources, l'apprentissage, d'ailleurs assez restreint, peut être fort long, subordonné qu'il est aux hasards de la clinique ou à la spécialité du chef. Aussi, pour l'abréger non moins que pour le compléter, le mieux est d'étudier l'assistance opératoire comme les autres branches de l'art chirurgical, c'est-à-dire théoriquement et pratiquement tout à la fois.

Cette solution fort simple a frappé M. Thiéry et lui a inspiré de combler une lacune regrettable dans notre littérature pédagogique.

Ayant été personnellement aide et parfois acteur dans la plupart des opérations petites ou grandes, vulgaires ou rares, il a pu apprécier les difficultés de la tâche si complexe qu'il a dû si souvent remplir, et les exposer en pleine connaissance de cause.

Je n'hésite donc pas à déclarer que ce livre d'allure modeste *répond à un véritable besoin et rendra de notables services*. Avec lui, tout élève, libre ou attaché aux services hospitaliers, pourra se rendre utile en cas d'urgence ; tout médecin, sans s'occuper spécialement de chirurgie, pourra assister son confrère dans les catastrophes imprévues, et particulièrement dans le cas où la guerre viendrait encore à éclater.

Je vais plus loin : les aides pourront désormais se recruter en dehors même des étudiants en médecine et des médecins ; dans les campagnes et dans les petits hôpitaux de province, toute personne résidant dans la localité, s'y établissant en permanence ou y restant du moins quelques années, pourra se mettre au courant. Les pharmaciens, les infirmiers ou infirmières en chef deviendront ainsi de précieux auxiliaires pour le chirurgien de profession ou de nécessité.

Les sœurs de charité, les surveillantes laïques, deviendront capables de remplacer les aides, et je pourrais citer un service important et très actif de Paris, où tout ce qui concerne la préparation du malade, du local, des instruments, des pansements, etc., est confié à une assistante qui voit, prévoit et exécute le tout d'une façon irréprochable.

En vérité, si tous ceux à qui le livre de M. Thiéry serait utile, sinon indispensable, en font l'acquisition, l'auteur fera bien de préparer d'ores et déjà la seconde édition.

Août 1891,

Professeur VERNEUIL.

Mon cher maître,

Après les trop bienveillants éloges que vous décernez à un opuscule qui n'a d'autre prétention que d'être utile, l'auteur aurait pu placer sa préface. Elle est toute dans les *Généralités* que contiennent les premiers chapitres. Ici, il veut dire seulement quel est son dévouement et sa reconnaissance pour vous, déjà souvent père d'adoption de ses publications ; il a cherché à mériter votre protection ; vous l'avez secouru dans bien des circonstances, et il espère encore que son ouvrage, si petit qu'il soit, ne sera point jugé par le lecteur indigne du parrain.

Paul THIÉRY.

M. Ricard notre maître et notre meilleur ami a bien voulu revoir avec nous les épreuves de ce travail, nous l'en remercions bien affectueusement.

PREMIÈRE PARTIE

CHAPITRE PREMIER

GÉNÉRALITÉS

ARTICLE PREMIER

Considérations générales sur le rôle de l'assistant.

Par ces temps d'abondante production dans la littérature médicale, il est bien difficile de faire nouveau : tout au plus peut-on aspirer à faire original, ou ce qui est mieux à faire utile. Mais entre l'utile et le pratique la distance n'est pas grande ; elle est moindre encore entre ce qui est pratique et ce que l'on est convenu d'appeler le *Manuel*. C'est une alternative presque inévitable et nous devons nous excuser d'y être tombé ; d'ailleurs on pourra peut-être pardonner la forme si, alliée à un fond utile, elle constitue somme toute un précis au moins pratique; dire plus serait manquer à la fois de jugement et de modestie.

L'idée de cet opuscule nous est venue au jour où assistant en ville un de nos meilleurs chirurgiens des hôpitaux pour une opération grave de chirurgie générale, nous nous aperçûmes qu'à notre arsenal chirurgical, préparé dès la veille avec un soin jaloux, ne manquaient que deux instruments à la vérité de quelque importance : une sonde cannelée et des ciseaux !!!... et depuis, il nous a été facile de constater que cette omission qui en soi était une faute, ou telle autre ayant les mêmes conséquences, se répétait à peu près à chaque opération et dans bien des services hospitaliers. En cherchant alors la cause, nous ne pouvions accuser le chirurgien toujours expérimenté et érudit, les aides, tous nos collègues et doués d'une science bien au-dessus de la moyenne, et ne trouvant pas le coupable, nous l'avons cherché et trouvé dans les livres. Quel guide avait donc le jeune aide, stagiaire ou externe, quel memento trouvait l'assistant déjà rompu à la tâche mais dont la mémoire ne saurait suffire à tout ; nous nous sommes posé ces questions sans pouvoir y répondre et les notes précises que, sous le nom de *Manuel* nous avions été près d'incriminer au début de cette page ne venaient-elles point fort à propos pour faciliter la tâche de l'un et de l'autre, pour lui laisser toute sa spontanéité intelligente en dégageant son esprit des soins ardus et ingrats de la *Nomenclature instrumentale.* En réalité, il faut bien le dire, *s'il est difficile de bien opérer, il est non moins difficile de bien aider*, et nous n'avons point en vue en écrivant ces lignes l'aide attentif à l'opération dont a si bien parlé notre cher maître Farabeuf, mais cet autre aide qui facilite l'opération en en préparant la partie matérielle, qui amène au chirurgien confiant dans sa ponctualité un malade *préparé* dans une salle *préparée*, qui lui donne un arsenal judicieusement *vérifié*, et qui est capable, à un moment donné, de se substituer à l'opérateur pour exécuter les temps ultimes de l'opération si importants et parfois si délaissés : l'*hémostase*, la *suture* et le *pansement*.

Celui-là n'est pas un : il est tout un monde de surveillants, d'élèves bénévoles, stagiaires ou externes, plus rarement d'internes dévoués qui prennent ces soins, et de la multiplicité même des personnalités naissent une confusion, un rejet réciproque de la responsabilité qui aboutissent fatalement à l'omission ou à la faute.

Aussi croyons-nous qu'il y a intérêt encore à guider le personnel subalterne qui tend à s'élever à ce rôle, presqu'autant que le personnel médical qui y veut bien descendre.

Y descendre, disons-nous, et c'est vraiment un tort lorsqu'on songe aux services que peuvent rendre à la fois et un bon personnel subalterne et de bons aides (1).

Il serait à désirer qu'opérateurs et aides en fussent

(1) Voyez notre étude sur « le Personnel subalterne dans les hôpitaux scandinaves » in *Gazette des hôpitaux*, Mai 1891, nos 47, 49, 52, 53.

très convaincus. D'une façon générale, toute opération suppose un certain nombre d'aides, deux au moins : l'aide chloroformisateur et l'assistant proprement dit ; c'est le minimum qui suffit d'ordinaire en ville. Mais à l'hôpital c'est bien autre chose et il serait à souhaiter qu'il y eût dans chaque service un *aide général*, 1° chargé de la préparation des malades qui vont être opérés ; 2° responsable, sinon chargé de la préparation des instruments et de la salle d'opération (1) ; 3° chargé des soins consécutifs ou de leur exécution. Au moment de l'opération, il peut se confondre avec le principal assistant.

Ce ne serait pas une sinécure que de remplir un tel rôle et il y aurait quelque satisfaction d'amour-propre à bien s'en acquitter. Nous en dirions presqu'autant de la chloroformisation pour laquelle un aide spécial et expérimenté est *indispensable*. Est-ce à dire pour celà que dès l'entrée au service il devrait y avoir une spécialisation des aides et que tel qui à la fin de l'année saurait fort bien chloroformiser, ne saurait pas assister le chirurgien et inversement? Le résultat serait trop mauvais pour être possible et il serait facile d'y remédier par un roulement soit alternatif soit mensuel des aides ; le même aide serait alors responsable de toute la conduite d'une opération ; pour ce moment tous les autres

(1) C'est ce qui fait la simplicité apparente des opérations dans certains services où l'on se pique pourtant de faire une antisepsie sévère.

seraient sous ses ordres; l'ordre, la régularité et la précision ne manqueraient pas d'y gagner.

En ville, où il est si difficile de se procurer quoi que ce soit, à la campagne encore où tout oubli devient une faute grave, l'importance d'un bon aide qui sait improviser une salle d'opération, qui sait prévoir l'imprévu, n'est pas à démontrer ; dans les cas d'urgence, trachéotomie, kélotomie, trépanation, laparotomie, etc..., il peut encore rendre d'éminents services. Donnez-lui alors carte blanche et autorité sur le personnel, mais qu'à lui et à lui seul incombe toute la responsabilité.

Supposons donc qu'il soit un, qu'il veille à la fois à la préparation des instruments et du malade, à la chloroformisation (1) et plus tard à l'hémostase, à la suture et au pansement ; nous allons entrer dans le détail de son rôle, et l'étudier avant, pendant et après l'opération.

ARTICLE II

Rôle de l'aide avant l'opération

S'il est utile à l'hôpital où le personnel abonde d'avoir un bon aide, celui-ci devient indispensable, il est la condition *sine quâ non* de l'opération pratiquée en ville ; on ne saurait imaginer en effet l'al-

(1) En réalité cette préparation incombe au chloroformisateur lui-même ; nous parlons de l'aide idéal qui, en pratique, se dédouble toujours en chloroformisateur et assistant proprement dit.

lure spéciale qu'affecte celle-ci, eu égard à la simplicité qu'elle présente dans les hôpitaux ; un détail en apparence insignifiant devient un retard ou une complication ; la moindre faute devient obstacle. C'est là surtout que se montre le bon aide, mais pour être déjà formé à ces exigences de la pratique civile, il faut qu'il ait maintes fois fait école à l'hôpital où les conséquences sont en général moins graves par la suppléance, nous ne pourrions dire par l'ordre et la régularité, que crée la multiplicité des aides.

Avant toute opération le rôle de l'assistant est multiple et que la responsabilité en incombe à un ou plusieurs aides, il est quelques préparatifs nécessaires à prendre : 1° du côté du malade ; 2° du côté de la préparation de l'appareil instrumental ; 3° dans la salle d'opération même.

Pour n'avoir point à y revenir à plusieurs reprises, nous esquisserons à grands traits ces diverses étapes de la préparation de l'opération.

Tout d'abord il est indispensable que l'aide se souvienne bien que son rôle, tout prépondérant qu'il soit, n'a de valeur qu'autant qu'il secondera directement le chirurgien non seulement suivant la pratique et l'usage classiques, mais bien plutôt suivant les habitudes (d'aucuns disent a tort les manies) toujours respectables, du chirurgien opérateur : celui-ci, quel qu'il soit, s'est fait un rituel auquel il est accoutumé et que l'aide ne doit pas troubler par manque de soumission ou excès de spontanéité.

C'est donc dès la veille de l'opération *qu'il pren-*

dra les ordres du chirurgien, provoquant ses indications et ses réponses (1) d'après lesquelles il agira exclusivement *sans les enfreindre jamais*: de l'estime que lui accordera son maître il retirera le prix de sa peine et l'on sait jusqu'où peut aller l'attachement du chirurgien pour l'aide intelligent, dévoué et serviable.

Parmi les soins préliminaires, il en est qui doivent être accoutumés et si nous ne les avons point mentionnés à propos de chaque opération, c'est qu'il fallait éviter les redites ; ce sont les indications fondamentales que l'assistant ou les aides doivent pouvoir fournir à chaque demande de l'opérateur et qui consistent *outre l'observation détaillée du malade* à prendre les mesures suivantes :

Pesée du malade (2). — Si elle et possible.

Auscultation. . . . { du cœur.
des poumons.

Examen des urines. { sucre.
albumine.
sédiments divers (sang, etc).

Température. — Prise un ou deux jours avant l'opération pour servir de point de repère à la courbe ultérieure.

S'il s'agit d'une femme, il faudra toujours interro-

(1) Sur l'opportunité d'un moulage, dessin ou photographie par exemple; que de chirurgiens se sont vus privés d'une observation intéressante ou rare pour n'avoir pas pris ce soin !!

(2) C'est un renseignement précieux trop souvent négligé et qui est utile pour l'évaluation ultérieure des bénéfices de certaines opérations.

ger la malade sur l'*époque approximative des règles* ; si celle-ci est rapprochée, il faudra en informer l'opérateur qui agira alors suivant la doctrine qu'il professe.

Les *tares pathologiques antérieures*, l'existence de fièvres paludéennes avec accès antérieurs, l'épilepsie, l'hystérie auront dû être reconnues et signalées [1]. De ces particularités est-il besoin de dire que celles qui intéressent les poumons, le cœur, les reins et le système nerveux doivent surtout être connues du chloroformisateur ?

Cette enquête faite du côté du malade, l'assurance prise que les prescriptions de bain, purgation, pansement, etc., ont été suivies, c'est à la salle d'opération que l'aide principal a affaire pour y soumettre à une rapide et intelligente inspection les préparatifs qu'a déjà commencés le personnel subalterne. Il doit s'assurer de la température de la salle, prescrire ou régler le chauffage des étuves, du linge, des solutions, vérifier la présence du matériel ordinaire de pansement et des accessoires (*voy. page* 28) et faire en sorte que le dispositif soit parfait dans ses moindre détails. Que dire de l'aide qui aurait préparé avec soin l'arsenal instrumental d'une laparotomie, et aurait oublié le lit spécial d'opération si l'opérateur a coutume de l'exiger ? Ne doit-il pas

(1) C'est encore l'assistant qui sera chargé dans bien des cas d'annoncer au malade l'opération, parfois de le décider à l'accepter : on comprend tout le tact et la douceur qu'exige une semblable mission.

d'ailleurs veiller lui-même non-seulement à la préparation des instruments, mais encore à leur propreté parfaite, à leur passage à l'étuve ou à l'eau bouillante suivant les habitudes du service et aux mille soins de la pratique antiseptique?

Nous n'avons point l'intention d'entrer dans le détail des pratiques délicates de l'antisepsie : la chose a été faite et bien faite et nous renvoyons pour cela aux ouvrages spéciaux (1); nous insistons seulement sur la *disposition de l'appareil instrumental* qui présente une importance capitale. Cette préparation suppose du côté de l'assistant une connaissance approfondie : A — de l'arsenal chirurgical ; B — de l'acte opératoire qui va être effectué ; C — des préférences de l'opérateur.

En ce qui concerne les notions nécessaires à la détermination des instruments nous serons brefs, puisqu'on ne saurait mieux l'acquérir que par une pratique étendue, par la lecture de quelques ouvrages

(1) Championnière : *Chirurgie antiseptique. Principes, modes d'application et résultats*, 1880.

Le Gendre, Barette, Lepage, *Traité pratique d'antisepsie appliquée à la thérapeutique et à l'hygiène*, 1888.

Nussbaum, *Le pansement antiseptique, — ses principes, ses nouvelles méthodes trad.* par E. de la Harpe, 1888.

Troisfontaines, *Manuel d'antisepsie chirurgicale*, 1888.

Vinay, *Manuel d'asepsie*; *applications à la chirurgie, à l'obstétrique et à la médecine*, 1890.

Baudouin. *L'asepsie et l'antisepsie à l'hôpital Bichat* 1891. On trouvera dans ce dernier ouvrage les détails de la technique antiseptique préopératoire.

Ces traités se sont multipliés dans ces dernières années; nous ne pouvons les citer tous.

spéciaux qu'il sera bon de consulter (1) et même la simple connaissance des catalogues détaillés des fournisseurs d'instruments. Cependant que l'on ne s'y trompe pas : la chose n'est pas aussi facile que l'on croit et ici encore l'aide doit sacrifier son savoir et ses préférences à celles de l'opérateur ; aussi remarquera-t-on que nous ne sommes point tombé dans ce défaut et que tout en restant précis sur le terme générique nous n'avons point, à part quelques cas où il n'y a guère contestation, spécifié les noms d'auteurs qui signent telle ou telle particularité d'instrument d'une variété connue ; ainsi par exemple lorsque nous indiquons : pince à ligaments larges, nous ne nous inquiétons nullement d'indiquer celle de Terrier, de Richelot, de Doyen, ou de tel autre auteur ; l'opérateur ou mieux l'aide qui connaît ses préférences, fixera lui-même son choix.

La préparation des instruments qui doit être la terreur de l'aide scrupuleux, toujours un peu en défiance de sa mémoire, peut être soumise à quelques règles assez précises qui peuvent se résumer dans les deux conditions fondamentales suivantes : l'instrumentation doit être : 1° complète ; 2° peu abondante. *Complète,* c'est-à-dire qu'elle doit prévoir tous les besoins et ne nécessiter aucune attente, aucun arrêt, à aucun moment de l'acte opératoire ; 2° *peu abondante*, c'est-à-dire peu compliquée, seule condition compatible avec une préparation des instru-

(1) Baudouin. *Guide médical à l'Exposition universelle de* 1889. Cet ouvrage fait connaître tous les nouveaux instruments.

ments conforme aux règles de l'asepsie ou de l'antisepsie. Il ne faut point sacrifier à un excès ou à l'autre ; à défaut de mémoire, principalement avant le départ pour une opération de clientèle civile, il faut *appeler* les instruments, pointant au fur et à mesure ceux que l'on vient de déposer dans le plateau ; c'est le seul moyen de remédier aux faux pas de la mémoire dont la meilleure peut encore être fautive ; avec l'appel des instruments se fait la *vérification* de leur bon fonctionnement, et c'est une faute de l'aide de présenter au moment de l'opération un aspirateur non étanche, une pince hémostatique médiocre ou mauvaise, une aiguille de Deschamps sans fil, un fil d'argent trop volumineux pour le chasse-fil, ou encore, faute commune s'il en fut, un bistouri sans tranchant !! Aussi est-il nécessaire lorsque le chirurgien n'a point pour habitude de prendre lui-même au fur et à mesure les instruments déposés dans le plateau, que la préparation et le soin de la présentation des instruments soient fonctions du même aide : lui seul connaîtra son arsenal et les ressources qu'il présente ; il en aura assuré la répartition et assumera la responsabilité des omissions.

Souvenez-vous donc qu'il y a plusieurs catégories d'opérations : celles que l'on pratique dans les hôpitaux où il faut peu, l'arsenal général pouvant toujours (1) être complété, c'est-à-dire la faute ré-

(1) C'est une faute contraire aux règles de l'antisepsie, mais ce n'est jamais un désastre, puisque tout instrument peut être à l'instant asepsié par immersion dans l'eau bouillante.

parée ; celles que l'on pratique en ville, à la campagne, où il faut tout prévoir où il faut emporter beaucoup parfois pour utiliser peu.

Enfin il faut encore catégoriser les opérations en :

1° *Légères* (fistule à l'anus, ongle incarné, par exemple) où quelques instruments suffisent ;

2° *Moyennes* (amputation du sein, etc.) où les instruments de chirurgie générale ont seuls un rôle ;

3° *Grandes* (résections, etc.) où l'on utilise, outre les précédents des instruments spéciaux qui varient souvent suivant le choix de l'opérateur ;

4° *Spéciales* (laparotomies, etc.) quoique du ressort de la chirurgie générale, où il faut une instrumentation multiple et où la part d'imprévu peut nécessiter l'accroissement dans une proportion notable de l'appareil instrumental.

C'est affaire de tact chirurgical d'ailleurs et ce sont ces mille alternatives qui compliquent et rendent si délicate la tâche de l'aide.

Il est encore une circonstance qui mérite d'être mentionnée : c'est le cas d'*opérations successives ;* c'est alors qu'il y a séance opératoire : plusieurs patients sont tour à tour soumis à l'acte opératoire et la promiscuité des instruments devient dangereuse à la fois pour les règles d'une saine propreté et d'une antisepsie délicate et pour la précision et la régularité de l'assistance. Aussi, à l'encontre de ce qui se pratique dans bien des services, croyons-nous préférable dans ces cas de procéder dans des plateaux différents à une double, triple, etc..., préparation de matériel instrumental dont chacun sera réservé à un acte opératoire isolé.

Toutes ces précautions prises, la tâche de l'aide n'est point encore terminée : il ne suffit pas de préparer les instruments nécessaires *à une* opération ; il faut parmi eux faire une sélection basée sur la division de l'opération en plusieurs temps. Est-il besoin d'en prouver l'utilité et viendra-t-il à la pensée d'un bon aide de plonger pêle-mêle avec l'aiguille qui va servir à la suture la curette encore sanglante ou souillée de fongosités ?

Toute opération de chirurgie générale quelle qu'elle soit peut être décomposée (nous n'entendons pas parler des soins préliminaires) en cinq temps bien distincts, dont plusieurs, quatre quelquefois, incombent à l'aide ou aux aides.

1° *Chloroformisation ;*

2° *Incisions et opération proprement dite ;*

3° *Hémostase ;*

4° *Sutures ;*

5° *Pansement.*

Faisant abstraction de la chloroformisation, il nous reste encore quatre temps spéciaux ; ne peut-on point dire que chacun d'eux constitue à lui seul une opération, c'est-à-dire réclame un matériel instrumental et de là à réserver :

1° *Les instruments nécessaires à l'opération ;*

2° *Les pinces hémostatiques ;*

3° *Les fils à ligatures* (coupés sauf indications spéciales à 30 centimètres) ;

4° *Les aiguilles et les fils à suture* ;

5° *Le pansement* ;

il n'y a qu'un raisonnement logique et une indication précise.

Que la distinction soit faite par l'emploi de plateaux ou de bassins spéciaux, qu'un même plateau réunisse dans des compartiments distincts les uns et les autres (pansement excepté), c'est affaire de nuance ; il n'y a pas promiscuité entre les instruments, cela met de l'ordre et de la propreté : c'est donc la règle à adopter.

Pour nous résumer, nous dirons que l'aide après avoir inspecté le lit d'opération, disposé à proximité la tablette ou les tablettes destinées aux instruments, préparé la table spéciale du chloroformisateur si celui-ci n'y a pas pourvu de lui-même, après s'être assuré de la présence du matériel courant de chirurgie, des bassins nécessaires à la désinfection des mains, d'un personnel subalterne suffisant, de l'éclairage, de la pulvérisation de la salle [1], après avoir veillé lui-même à la répartition de l'appareil instrumental, est en mesure de procéder à une assistance irréprochable et effective [2].

(1) Peu employée aujourd'hui. Nous mentionnerons cependant le pulvérisateur à vapeur qui un peu tombé en désuétude doit être soumis à l'acceptation de l'opérateur ; il figure donc dans notre *Matériel ordinaire de pansement* pour pouvoir parer à toute éventualité.

(2) On remarquera que nous ne donnons pas à dessein un plan de salle d'opérations où il eut été facile de désigner approximative-

L'anesthésie obtenue, il devra encore constater l'heure au moment du début de l'acte opératoire, constatation utile pour le chirurgien et précieuse pour la direction de l'anesthésie. C'est encore l'aide principal qui veillera à la répartition du personnel, préposera l'un à la présentation des tampons, des éponges; l'autre au lavage successif des instruments qui ont servi, etc... Quant à l'aide chloroformisateur, il sera responsable du pouls et de la respiration de concert avec le second qu'il aura choisi (*voyez pages* 32 et 148).

ARTICLE III

Rôle de l'aide pendant l'opération

Il est superflu de vouloir déterminer le rôle de l'aide pendant l'opération; la description générale que j'en pourrais donner ne correspondrait vraisemblablement à aucun cas particulier ; suivant la confiance que lui témoignera son maître, tel sera préposé à l'assistance directe, tel à la chloroformisation, ou à la présentation des instruments fonction qu'un bon opérateur peut lui-même assumer. — La précision

ment la place du lit, des tables d'instruments, etc...; chaque opérateur doit pouvoir modifier cette répartition à sa guise et on la trouvera d'ailleurs décrite dans les ouvrages que nous avons cités; nous n'insistons pas davantage sur l'antisepsie exigible de l'assistant : sans elle point de bon assistant et il doit à cet égard agir toujours *comme s'il était personnellement responsable* des suites de l'opération.

ne peut donc exister ; disons cependant que pour toute grande opération pratiquée à l'hôpital où l'on dispose d'un personnel suffisant, il est avantageux de posséder *deux aides* : l'un qui assiste directement, éponge, écarte et plus tard si le chirurgien n'en prend le soin lui-même fait l'hémostase, la suture et le pansement ; l'autre, second assistant, véritable surveillant général qui *veille* à la fois à la présentation des instruments s'il y a lieu et aux diverses préparations (thermocautère, appareils de ponctions, appareil plâtré, etc.) qui peuvent compliquer l'acte opératoire et le pansement ; la responsabilité spéciale qu'il assume en fait un précieux auxiliaire. On pourrait d'ailleurs résumer en quelques mots le rôle de l'aide pendant l'opération en disant qu'il doit être *silencieux*, *intelligent*, *actif*, *propre* et *soumis*.

L'opération faite, c'est souvent l'aide principal qui sera chargé de l'hémostase, de la suture, du pansement. Nous avons assez insisté (*pages* 157 *et suivantes*) sur ces temps de l'opération pour ne pas dire quelle importance nous leur attribuons ; c'est occuper un poste de confiance que de remplir un tel rôle et il faut n'y pas faillir.

Le malade opéré, le pansement terminé, le rôle de l'aide continue encore, (nous parlons toujours de l'aide idéal, cette partie de ses fonctions pouvant échoir à un autre que lui — l'assistant spécial de la salle à laquelle appartient le malade par exemple.)

ARTICLE IV

Rôle de l'aide après l'opération

La grande faute bien souvent commise par les débutants, c'est *d'accorder à l'acte opératoire plus d'importance qu'il n'en a en réalité*, de lui donner toute une attention qui cesse avec lui : le malade une fois opéré semble ne plus présenter d'intérêt et c'est l'affaire du personnel subalterne de pourvoir à ses besoins jusqu'au premier pansement ! ! Il est cependant toute une série de soins consécutifs qui méritent bien d'entrer en considération, et il serait à peine besoin de les énumérer puisque nous les faisons plus loin figurer à la suite de chaque opération à laquelle ils correspondent, s'ils n'étaient trop souvent négligés.

On pourrait les diviser en *immédiats*, *consécutifs* et *tardifs*.

Soins immédiats. — Ils comprennent :

1° Le *maintien d'un aide* près du malade jusqu'à son réveil complet ;

2° La *réintégration du malade à sa salle* et à son lit, avec la constatation des dispositions nécessaires à assurer l'intégrité de l'appareil de pansement, l'immobilisation de la région blessée (1), à

(1) La tranquillité du malade, etc..

prévoir une complication immédiate (élévation du membre, glace contre l'hémorrhagie, etc.) les divers soins spéciaux (boules d'eau chaude, etc.) qu'il est toujours bon de rappeler au personnel subalterne (1);

3° Le *traitement immédiat de l'état général* et principalement du malaise qui résulte de l'administration du chloroforme;

4° La *visite du soir* avec constatation de la température, de l'état des urines, de l'intégrité de l'appareil de pansement ;

5° Les *prescriptions* pour la nuit (2) ;

SOINS CONSÉCUTIFS. — Ce sont notamment :

1° Le *renouvellement du pansement* qui peut être plus ou moins différé ;

2° Les *divers soins habituels aux opérés* (prévenir la constipation habituelle, etc.)

3° Le *traitement post-opératoire* ou mieux la continuation avec telle modification qu'il sera nécessaire du traitement préopératoire (3); il peut être local ou général, ce dernier s'adressant à presque tous

(1) C'est un titre de respect qu'acquiert auprès du personnel secondaire l'assistant qui ne dédaigne aucun soin, même ceux qui en apparence paraissent sortir de ses attributions.

(2) C'est alors que *vous prescrivez* les piqûres de morphine, les pilules d'opium, etc., — soin qui ne doit être dévolu a *aucun autre* sans crainte d'un abus regrettable que nous avons fréquemment constaté.

(3) Il eut été juste aussi de réserver une place importante au traitement préopératoire ; il n'est point en général du ressort de l'aide et sera, de préférence, indiqué par le chirurgien.

les diathésiques; le régime des opérés n'est lui-même qu'une des variétés du traitement postopératoire;

4° *L'examen quotidien* du malade fait avec soin pour surprendre au début les complications fréquentes chez certains opérés: pneumonie, néphrite, granulie, etc...; l'examen de ses urines qui devront toujours être *recueillies*.

5° L'*annotation quotidienne de l'observation*, avec mention des variations possibles des états physiologiques antérieurs (grossesse, règles, etc..)

SOINS ULTÉRIEURS TARDIFS. — Ils ne nous occuperont pas longuement car ils ne rentrent point dans notre sujet. Nous en indiquerons deux qui ont quelque importance:

1° *Prescrire par écrit* (1) au malade les soins ultérieurs qu'il devra prendre et le régime général qu'il doit suivre;

2° Ne point omettre de faire prendre *à temps* les *mesures nécessaires à la confection des appareils*, bandages et ceintures que le malade devra porter (2). *Vérifier* l'adaptation et l'efficacité de ces appareils (3).

(1) Que de malades négligent la prescription donnée sous forme de conseils et suivent scrupuleusement l'ordonnance écrite: on pourrait écrire un curieux chapitre sur l'influence morale de ce papier.

(2) On peut estimer que de ce fait la durée d'hospitalisation des malades est sensiblement prolongée: nous en avons vu attendre six mois !!! la fourniture d'un appareil.

(3) C'est un soin que notre maître le Fort ne manque jamais de prendre et dont il nous a fait constater toute l'importance: trop souvent on prescrit un bandage qui devient inutile ou dangereux s'il n'a pas été vérifié.

Tels sont les soins multiples qui incombent à l'assistant: par leur multiplicité, par leur imprévu, quelquefois par leur simplicité voire même leur naïveté, ils mettent singulièrement sa sagacité, son dévouement et sa mémoire à l'épreuve; c'est faire œuvre utile que de lui faciliter la tâche et d'alléger sa part déjà si lourde de responsabilité.

CHAPITRE II

REMARQUES GÉNÉRALES SUR L'EMPLOI DE CE MANUEL.

C'est cette responsabilité que nous allons bien établir avec le lecteur en lui soumettant en même temps que quelques remarques le plan général de cet ouvrage.

Dès l'abord, il est un reproche que nous cherchons à ne pas encourir, c'est celui d'être incomplet : or quelques restrictions sont ici nécessaires. Nous avons déjà dit pourquoi nous n'abordions dans ce *Précis* ni la question d'antisepsie, ni la question des instruments qu'il eut fallu décrire avec figures à l'appui ; c'eut été changer le volume et la destination de notre livre ; il eut fallu faire une nomenclature ardue hérissée de noms propres : nous avons supposé connus du lecteur et les détails du pansement antiseptique et la richesse de l'arsenal chirurgical français (1).

(1) Nous avons constaté à maintes reprises combien il était regrettable que les plus jeunes élèves des hôpitaux, stagiaires et externes, ne fussent pas familiarisés avec cette nomenclature au point que nous avons pu voir un aide, fort dévoué cependant, qui au moment de préparer un appareil instrumental ignorait ce qu'était une pince Museux et un davier de Farabeuf ! Cette lacune serait facile à combler par quelques leçons pratiques de l'assistant-chef.

Malgré les services que pourra rendre ce livre, peut-être même à cause de ces services, quelques-uns voudront ne voir que ce qu'il peut avoir de défectueux et lui imputer les oublis dont eux seuls seront fauteurs. Ils pourront nous éviter ce reproche en lisant attentivement les quelques explications que nous allons maintenant donner.

Quel que puisse être un travail du genre de celui-ci, on ne saurait affirmer qu'il soit complet que s'il a été entièrement lu et s'il s'est gravé dans l'esprit. Des diverses parties dont il se compose, il en est plusieurs (voy. *Considérations générales*, page 1 et *Matériel de pansement*, page 27) qui sont communes aux diverses pratiques opératoires ; il en est d'autres (*page* 41 *et suivantes*) qui sont propres à chacune des opérations de la chirurgie : c'est ce qui forme la partie fondamentale de ce *Précis*.

Il est en effet pour chaque opération des *instruments habituels* qui reviennent toujours sans modifications dans leur emploi (pinces à forcipressure, bistouris), dont nous aurions pu éviter la répétition à chaque paragraphe. Si nous ne l'avons pas fait, c'est que ces instruments sont les plus usuels et les plus indispensables, et qu'il y avait grand intérêt à ne point les oublier dans la précipitation d'une préparation urgente.

Il est d'autres instruments ou objets divers, utiles aussi, sur lesquels il n'était point nécessaire d'attirer plusieurs fois l'attention. De ceux-ci, font partie le pulvérisateur à vapeur, les drains en général, les éponges, bandes et bien d'autres encore, etc. Nous les avons mentionnés une fois pour toutes au paragraphe qui traite du *Matériel ordinaire de pansement*, page 27 : nous les omettrons au cours de la nomenclature propre à chaque opération à moins qu'il ne se présente à leur emploi une indication spéciale.

Enfin quelques opérations exigent des instruments spéciaux tellement variables avec chaque opérateur que nous n'en pouvons donner qu'un aperçu. Nous avons toujours mentionné le fait, à la charge de l'assistant de se renseigner auprès de l'opérateur la veille de l'opération ; c'est d'ailleurs un soin dont il ne doit jamais se départir et qui lui permettra de posséder les instruments les plus imprévus dont le chirurgien peut désirer être muni.

C'est pour ce dernier motif que je n'ai point, ainsi que je l'ai dit à plusieurs reprises, adopté un modèle de pinces, de bistouri, etc., à l'exclusion d'un autre, laissant chaque assistant libre de choisir suivant les indications de son maître : ainsi, quand vous lirez : « une rugine, un davier droit », je n'ai pour but que d'attirer votre attention sur le terme générique et non spécifique de l'instrument ; parfois je dirai « écarteurs Farabeuf », parce que c'est un type d'écarteurs ; le choix reste libre néanmoins.

Il peut arriver encore que plusieurs des instruments portés dans la même nomenclature s'excluent l'un l'autre ; trocart et aspirateur par exemple pour l'hydrocèle ; galvanocautère et thermocautère pour d'autres opérations ; cette fois j'ai voulu être très complet et je n'ai point dressé la liste des instruments *que vous devez préparer*, mais la liste des instruments *parmi lesquels vous devez choisir* ceux que les habitudes, les doctrines et l'enseignement de votre chef recommandent comme plus commodes ou plus utiles ; aussi n'y aura-t-il plus lieu de s'étonner de la longue liste dressée à propos de chaque opération et de la croire incompatible avec la parcimonie instrumentale dont je parlais tout à l'heure.

Il n'y a guère que pour les instruments usuels qu'il faut être *prodigue ;* si toutes les pinces étaient bonnes, je dirais mettez en six ou douze ; si tous les bistouris coupaient, je dirais mettez en deux ; mais ne faut-il pas prévoir les défaillances de l'opérateur, de l'assistant et des instruments ! Inversement, qui s'avisera de dépourvoir la salle d'opération du bocal de drains au profit du drain unique qu'il préparera pour l'opération ! !

Ce que je dis des instruments s'applique aussi aux soins préliminaires et consécutifs ; lorsque vous verrez inscrit parmi les uns ou les autres, « bain, purgation, opium, etc., » n'en concluez pas qu'il faut prescrire le bain, administrer la purgation, l'opium ; vous suivrez les indications du chirurgien, les habitudes du service, vous songerez seulement que la prescription est *possible* et vous vous renseignerez près de l'opérateur sur son opportunité, vous gardant bien de suivre à l'aveugle une nomenclature où parfois sont inscrits deux incompatibles et d'administrer à la fois la purgation et l'opium isolément possibles.

C'est dans ce but encore que nous avons noté quelques particularités de l'anesthésie, toujours si variable et pleine d'aléas ; on ne saurait nous reprocher ces courtes remarques qui n'ont d'autre but que d'attirer l'attention du chloroformisateur et de lui rappeler le danger.

Sauf quelques indications spéciales, nous avons négligé les soins ultérieurs *non immédiats :* ils sont indiqués par le chirurgien au cours des visites journalières.

Ainsi réduit, le cadre de notre travail apparaît alors plus simple et plus précis ; il nous permet de pouvoir affirmer que le livre pourra répondre à peu près et dans tous les cas à ce que l'aide est en droit d'en exiger, si après avoir lu avec quelque soin nos remarques générales, l'assistant chargé des soins d'une opération veut bien se reporter :

1° *Au paragraphe spécial* qui traite de l'opération dont il s'agit ;

2° *Aux pages* 33 — 35 — 37 et 39 où il trouvera énumérés les instruments et objets divers nécessaires à l'anesthésie, à l'hémostase et à la suture (1).

3° *Au paragraphe* qui comprend le matériel ordinaire de pansement (*page* 27 *et suivantes*).

(1) Le plus souvent nous avons compris les instruments nécessaires à l'hémostase et à la suture dans l'appareil instrumental spécial nécessaire à chaque opération pour éviter toute omission.

C'est dans le but d'une recherche rapide que nous avons adopté l'*ordre alphabétique* pour la classification des opérations ; nous n'avons fait d'exception que pour les trois chapitres fondamentaux de l'assistance aux opérations, à savoir : l'anesthésie, l'hémostase et la suture qui figurent en tête de cette partie de notre ouvrage.

Nota. — Les noms des instruments, précédés ou suivis d'une * sont ceux qui, sans être indispensables, sont simplement *commodes* ou sont réservés à des modalités spéciales de l'opération ; dans la plupart des cas on peut à la rigueur entreprendre l'opération sans leur présence dans l'arsenal nécessaire.

DEUXIÈME PARTIE

CHAPITRE PREMIER

DES CONNAISSANCES FONDAMENTALES NÉCESSAIRES A L'AIDE.

ARTICLE PREMIER

Matériel ordinaire de pansement

L'aide devra lui-même veiller à la préparation du matériel ordinaire de pansement; afin qu'il soit toujours bien et complétement préparé, nous l'avons aussi réduit que possible. Nous ne parlons bien entendu que du matériel de pansement qui doit exister à la salle d'opérations et aucunement des gouttières, attelles, plâtre, silicate, etc., réservés à quelques opérations spéciales et qui figureront plus loin dans la nomenclature propre à chacune de ces opérations. Est-ce à dire qu'il faille toujours avoir sous la main tout le matériel dont nous donnons la nomenclature? Ce serait dire qu'il faut pour l'ongle incarné le matériel nécessaire au pansement d'une ovariotomie. L'aide parcourra donc la liste avant l'opération, sûr de ne rien oublier et de rejeter seulement ce qui est superflu : pour toute grande opération et surtout si (ce que l'on doit éviter) on ne connaît pas la pratique du chirurgien que l'on assiste, il faudra préparer beaucoup pour se servir de peu, mais au moins on n'encourra aucun reproche d'oubli ou de négligence : c'est encore ainsi qu'il faudra se comporter dans la pratique civile. J'en donne un exemple : on procède à l'extirpation de l'utérus ; le chirurgien dans ses leçons ou ses écrits, s'est déclaré opposé au lavage péritonéal : par un accident quelconque l'intestin est blessé, une poche purulente méconnue s'ouvre dans le péritoine : on demande soudain le lavage ; l'improviserez-vous s'il n'est préparé ? Le fait n'a d'ailleurs pas besoin d'être démontré, il suffit de suivre les services hospitaliers pour constater ces oublis journaliers.

Tissus antiseptiques ou aseptiques :

Gaze phéniquée (1).
Gaze iodoformée.
Gaze au sublimé.
Ouate hydrophile.
Ouates antiseptiques.
Mackintosh.
Taffetas gommé.

(1) Par ce temps de production à outrance de nouveaux antiseptiques il serait plus prudent de dire : gazes antiseptiques. Peu importe : il suffit d'attirer l'attention de l'aide et il préparera le pansement qu'affectionne l'opérateur.

Silk protective.
Compresses bouillies.
Tampons d'ouate antiseptiques ou aseptiques.
Eponges antiseptiques ou aseptiques.
Flacon ou pulvérisateur de poudre d'iodoforme, salol, etc....
Vaseline simple et antiseptique (boriquée, iodoformée, etc....).

Bandages et Tissus divers :

Tarlatane des hôpitaux.
Ouate ordinaire.
Bandes de toile.
Bandes de flanelle.
Bandes de tarlatane.
Bandages pleins divers (en T, de corps, triangulaires).
Echarpes grandes et petites.
Baudruche.
Amadou.
Compresses sèches.
Alèzes-Serviettes-Draps (chauffés).

Objets divers.

Pulvérisateur à vapeur sous pression.
Lampe à alcool.
Ciseaux à couper les pansements.
Ciseaux pour préparer les pièces de pansement.
Rasoir.
Plusieurs plateaux pour les instruments (1).
Plusieurs cuvettes ou bassins pour les fils à suture, etc....
Cuvettes diverses pour les lavages, les éponges, etc.
Plusieurs terrines. — Seaux.

(1) Les instruments seront passés à l'étuve: en l'absence d'étuve ils pourront être mis à bouillir dans l'un des plateaux, ou même, en ville, dans un récipient de cuivre en forme de poissonnière.

Bassins triangulaires et réniformes.
Insufflateur à poudre (d'iodoforme par exemple).
Verres à expérience et un verre à boire.
Tubes d'essai. — Quelques pipettes stérilisées pour recueillir les liquides destinés à l'analyse bactériologique.
Quelques flacons pour recueillir les pièces de petit volume.
Irrigateur Duplay. — Laveur.
Seringues à pansement.
Fossets. — Fil de coton.
Mètre.
Epingles de nourrice.
Epingles ordinaires, fil et aiguilles pour bandages.
Pierre à repasser les bistouris.
Tubes à drainage.
Pinceaux.

Solutions et Liquides divers :

Cruches ou mieux bocaux d'eau phéniquée tiède à divers titres (solutions diversement colorées).
Cruches ou bocaux de sublimé (id.).
Cruches ou bocaux d'acide borique (id.).
Cruches ou bocaux de chloral à 1/100.
Solution de perchlorure (certains chirurgiens préfèrent les solutions d'antipyrine).
Solution de chlorure de zinc.
Solution d'acide chromique.
Solution d'éther iodoformé, ordinairement 5/100.
Collodion et collodion iodoformé.
Flèches de pâte de Canquoin.

et les divers antiseptiques dont se sert ordinairement le chirurgien que l'aide devra assister.

Nous aurions presque honte d'y mentionner l'eau chaude en quantité notable qui existera toujours dans nos salles d'opérations hospitalières, de même que l'eau bouillie (1), mais que le praticien opérant en ville ne pourra réclamer impérieusement que s'il a compris ce liquide dans les matériaux de pansement ; c'est là surtout qu'il faut prévoir le moindre détail, sous peine de voir l'opération subir un temps d'arrêt regrettable et c'est là peut-être que ces notes précises seront le plus utile, puisqu'elles préviendront la faute par omission.

Nous n'insistons pas sur la préparation de ce matériel ; qu'il soit contenu dans des bocaux, flacons, etc., c'est affaire d'antisepsie et nous la supposons connue.

Enfin faut-il ajouter que le bon aide n'oubliera jamais de vérifier par lui-même, s'il ne peut se fier à son personnel, l'état des étuves et de la température de la salle ; qu'il s'assurera que le lit d'opération ou le *lit spécial* s'il y a lieu, est *bien établi* (2) et bien garni, et se rappellera enfin que quelques chirurgiens pratiquent assis *(escabeaux)* quelques opérations délicates de chirurgie abdominale ou urinaire ?

(1) En clientèle civile, il est préférable de faire préparer par la famille une certaine quantité d'eau bouillie à laquelle on mélangera avant l'opération les solutions concentrées d'acide phénique que le pharmacien aura fournies sur ordonnance ; il y a là une question de pratique et dans certains cas d'économie sur laquelle il n'est pas besoin d'insister.

(2) J'ai vu un jour, au moment de reporter une opérée d'ovariotomie à son lit, la malade rester sur l'armature du lit ; le ressort de déclanchement n'avait pas été fermé avant l'opération et chaque aide emportait une moitié du lit articulé.

ARTICLE II

ANESTHÉSIE CHLOROFORMIQUE (1)

Quelques chirurgiens emploient des appareils spéciaux que l'aide devra également préparer : nous ne saurions trop engager les chirurgiens à se servir du masque si simple d'Esmarch, à la fois propre élégant et pratique ; quant aux flacons destinés au chloroforme on en a fait de toutes sortes : tous sont bons mais aucun n'est de verre coloré (2) ; nous n'insistons pas d'ailleurs autrement n'ayant point l'intention de décrire l'arsenal chirurgical. Cependant nous ferons remarquer que, *facile* dans les opérations simples sauf quelques exceptions (fistule anale, luxations, etc.), la tâche du chloroformisateur devient *difficile* dans les opérations de longue durée ; elle est *pénible* lorsqu'il y a alerte. Il pouvait paraître ridicule d'indiquer un matériel aussi complet que nous le faisons ; nous encourons volontiers ce ridicule sûr d'être absous par tous ceux qui ont été une seule fois témoins d'une catastrophe chloroformique ; on court chercher la pile, la canule à trachéotomie, l'eau chaude, que l'on devrait

(1) Nous appelons particulièrement l'attention sur la chloroformisation mixte avec emploi d'éther une fois l'anesthésie obtenue.

(2) Il en est de même du récipient à essence du thermocautère ; on sait cependant que les rayons lumineux altèrent le chloroforme et l'essence. Cet inconvénient est supprimé dans le nouveau thermocautère Paquelin où le carburateur est en métal.

avoir sous la main et pendant ce temps la vie du malade est compromise.

Soins préliminaires :

Auscultation du cœur.

Auscultation des poumons.

Examen des urines et de l'état des reins.

Interroger l'état cérébral antérieur (le malade a-t-il déjà été endormi, est-il alcoolique, épileptique, hystérique ?)

Le malade a dû ne pas manger.

Eviter tout obstacle à la respiration (brides de bonnet serrées, corset, liens quelconques).

Enlever toute pièce dentaire artificielle (1).

Rassurer le malade et ne point procéder à l'opération avant anesthésie parfaite sauf dans des cas spéciaux.

Prévoir si l'opération peut être de longue durée et doser en conséquence.

Instruments indispensables :

*Appareils spéciaux s'il y a lieu.

Chloroforme très pur, 100 gr. (2).

Pince à langue.

Eponges montées.

Instruments qu'il est prudent de préparer :

Instruments nécessaires à la trachéotomie (3).

(1) Précaution indiquée dans tous les *Traités* et néanmoins toujours négligée.

(2) Nous croyons qu'il n'est pas prudent en ville de commencer une opération tant soit peu importante avec la dose de 60 gr. que remettent ordinairement les pharmaciens. Sans doute on n'use guère plus de 60 gr. ; mais il est utile de se munir d'une plus grande quantité de chloroforme.

(3) Voyez à ce sujet notre travail « *Contribution à l'étude de quelques procédés de respiration artificielle* », in Gazette Médicale 1887. Voyez aussi dans ce Précis l'article *Trachéotomie*.

Pile électrique.
Seringue de Pravaz.
Ether.

Objets divers:

Bassin vide pour vomissements.
Eau bouillante et marteau de Mayor.
Compresses chaudes.
Rhum et alcool pour faire ingérer en cas de vomissements (Le Fort).
Coussins pour l'anesthésie en décubitus latéral.

Soins consécutifs:

Combattre les vomissements consécutifs par l'alcool (Le Fort), la pepsine (Verneuil).

Le malade ne sera transporté qu'après réveil complet et sera accompagné jusqu'à son lit par un aide; il y sera surveillé quelque temps.

Note. Nous engageons vivement l'aide chloroformisateur à ne commencer l'anesthésie qu'en la présence du chirurgien responsable sauf ordre formel de celui-ci ; il est bon de s'abstenir, sauf urgence absolue, d'anesthésie dans la salle commune, principalement pour les opérations insignifiantes au point de vue chirurgical, dangereuses au point de vue anesthésique, la dilatation anale par exemple.

ARTICLE III

ANESTHÉSIE LOCALE [1]

Par l'éther:

Raser la région à anesthésier [2].

Assécher la peau et détruire l'enduit sébacé.

Préparer :

Ether en grande quantité suivant la région à anesthésier et la durée probable de l'anesthésie.

— Pulvérisateur de Richardson fonctionnant bien.

— Ouate non hydrophile en couches minces.

(Ne point approcher l'éther et les récipients près d'une flamme).

Par la cocaïne. — Les instruments nécessaires sont :

Une seringue de Pravaz.

Une solution de cocaïne (M. Reclus préconise celle à 2/100.)

Une œillère.

L'injection est faite intradermique, sur la ligne approximative d'incision et parallèlement à la surface de la peau ; l'œdème qui en résulte doit dessiner le tracé de l'incision.

Chez les très jeunes enfants il faut être très circonspect dans les doses injectées.

(1) Ce sujet étant connu de tous, nous nous bornerons à quelques remarques générales.

(2) En ce qui concerne l'antisepsie préopératoire des régions pileuses, nous ne saurions trop recommander le lavage à l'éther qui débarrasse si bien la peau des enduits sébacés et épidermiques ce serait un soin à inscrire après chaque prescription « *raser la région malade.* »

Chez l'adulte l'éther, le café, les stimulants doivent être employés en cas d'alerte (voy. dans les Traités spéciaux le traitement de l'intoxication par la cocaïne).

Remarque très importante. — Ne quittez jamais et sous aucun prétexte un malade qui vient d'être soumis à l'injection de cocaïne, et après l'opération recommandez-en la surveillance au personnel de la salle.

Par la glace.

Préparer :

De la glace que l'on concassera au moment de l'emploi (*maillet*).

— Un sachet de gaze ou tarlatane.

— Sel marin à mélanger suivant les indications du chirurgien (*bol*).

— Une spatule.

Maintenir étroitement appliqué le sachet recouvert de compresses.

Ne pas laisser séjourner plus longtemps qu'il est nécessaire pour obtenir la gelure superficielle avec anesthésie.

Par le chlorure d'éthyle :

Préparer des tubes de chlorure d'éthyle.

Être très réservé dans l'application qui peut produire des eschares.

Les prévenir en interposant entre le jet de chlorure et la peau de l'ouate, ou mieux en enduisant la peau d'un corps gras avant la pulvérisation. Agent dangereux dans des mains inexpérimentées ou inhabituées.

Par la constriction hémostatique :

Tube de caoutchouc. Ce moyen est réservé à un petit nombre de cas ; amputations de phalangettes, ongle incarné, etc.

ARTICLE IV

HEMOSTASE (au niveau d'une plaie opératoire ou accidentelle)

Soins préliminaires :

Antisepsie du champ opératoire.

S'assurer qu'aucun lien constricteur, aucune pression accidentelle ne s'oppose à l'écoulement du sang.

L'opération (*plaie accidentelle*), peut se faire au lit du malade si elle ne nécessite pas l'anesthésie.

Anesthésie :

Elle est toujours réalisée après les grandes opérations : elle doit être continuée pendant l'hémostase.

S'il s'agit d'une plaie accidentelle *profonde*, elle deviendra parfois nécessaire.

A. — *Générale,* chloroforme.

Instruments :

Bistouri.
Pince à disséquer.
Pinces à griffes.
Pinces à forcipressure.
Sonde cannelée.
Aiguille de Reverdin ou aiguilles fines.
Tenaculum.
*Pince de Fergusson.
Aiguille de Cooper.
Ciseaux.
Thermocautère (*rarement*).

Objets divers :

Fils de catgut.
Fils de soie.

Fils d'argent.
Crins de Florence.
Drains de divers diamètres.

Pansement:

Matériel ordinaire de pansement.
Bandages divers, écharpes.

Soins consécutifs :

Ceux des opérations ordinaires.
Retirer les pinces à demeure s'il y a lieu au bout du temps prescrit et procéder à ce soin avec douceur.
Quelquefois application permanente de glace.

Remarque. — Ce serait ici le lieu d'attirer une fois de plus l'attention sur l'hémostase provisoire pour la compression digitale qui réclame de l'aide une science, une attention et une constance toutes spéciales.

ARTICLE V

SUTURES [1]

Soins préliminaires :

Raser la région s'il y a lieu (*plaie accidentelle*).

Antisepsie de la plaie opératoire ou accidentelle.

Résection des parties flottantes, nerfs, aponévroses, tendons.

Ne procéder à la suture qu'après hémostase parfaite.

L'opération peut se faire (*plaie accidentelle*) au lit du malade s'il elle ne nécessite pas l'anesthésie.

Anesthésie — *Générale* ou *locale* :

Elle doit être continuée pendant la suture.

Instruments :

Bistouri.

Ciseaux droits et courbes.

Stylet.

Pince à disséquer.

Pinces à griffes.

* Pince-fourche de Lucas Championnière.

Pinces hémostatiques.

Aiguilles (de Reverdin [2], Larger, Lambling).

Aiguilles fines à sutures avec porte-aiguilles [3].

(1) Nous n'avons en vue que les sutures les plus simples des plaies opératoires. Se reporter aux opérations spéciales pour ce qui peut avoir trait aux sutures qui nécessitent des instruments spéciaux (*chasse-fil*, *aiguilles tubulées* etc.), comme les sutures abdominales, les sutures de l'intestin, celles de la staphylorraphie, etc.

(2) Le chirurgien devra être consulté sur le choix de l'aiguille, chacun ayant une préférence marquée pour tel ou tel instrument.

(3) Pour les sutures fines nous nous servons presque exclusivement de ces aiguilles à suture (voyez *Appendice*, Sutures cutanées, page 162).

Objets divers :

Tube à drainage.
Bassin réniforme ou triangulaire.
Fils de soie, de catgut.
Fils d'argent.
Crins de Florence.
Laveur (1).

Pansement :

Matériel ordinaire de pansement.

Soins consécutifs :

Ceux des opérations ordinaires.

(1) Quelques chirurgiens font la suture sous un jet d'eau phéniquée; un laveur terminé en pomme d'arrosoir à fins pertuis est fort commode pour cet usage; nous en avons emprunté le modèle au Professeur Annandale d'Edimbourg.

CHAPITRE II

L'APPAREIL INSTRUMENTAL DANS CHACUNE DES OPÉRATIONS USUELLES DE LA CHIRURGIE (1). — SOINS PRÉLIMINAIRES. — ANESTHÉSIE. — SOINS CONSÉCUTIFS.

AMPUTATIONS DES MEMBRES (2).

Soins préliminaires :

Moulage ou photographie.
Peser le malade s'il y a lieu.
Bain général.
Purgation. — Lavement (3).
Raser le membre s'il y a lieu.

(1) Bien que ce chapitre contienne la nomenclature des instruments nécessaires à un grand nombre d'opérations, nous n'avons pu les comprendre toutes ; peut-être y aura-t-il lieu un jour de l'augmenter en y faisant rentrer des opérations plus rares, opération de Kraske, gastro-anastomoses, etc. Nous avons voulu nous borner d'abord à la pratique courante de la chirurgie.

(2) Les mêmes instruments doivent être préparés que l'amputation soit faite dans la continuité ou dans la contiguité, cette dernière se compliquant fréquemment (tibio-tarsienne, etc.,) de résection des extrémités articulaires. C'est pourquoi nous avons indiqué le davier Farabeuf. Nous avons prévu le cas d'amputation *in situ* sans aide, suivant la méthode de M. Verneuil.

(3) C'est la pratique habituelle de nombreux chirurgiens. Nous ne reviendrons pas sur ce détail qui peut être placé en tête de chaque opération lorsqu'il n'est pas formellement contre-indiqué par l'état général du malade ou local de la lésion.

Antisepsie et pansement du champ opératoire (1).

Application de l'appareil d'Esmarch sur indication (2) du chirurgien.

Anesthésie *générale* :

Chloroforme.

Instruments :

Couteau ou couteaux spéciaux à l'opération (*soumis au choix du chirurgien.*)

Bistouris droits et à résection.

Ecarteurs Farabeuf et écarteurs-érignes.

Pinces à disséquer et pinces à griffes.

Sondes cannelées *petite et grande*.

Ciseaux forts, droits et courbes.

Pinces hémostatiques (12 environ.)

Davier droit quelquefois ou davier Farabeuf.

Scie à arbre et plusieurs feuillets (orientée suivant indication du chirurgien.)

Scie à dos mobile.

Scie Larrey.

• Scie à chaine pour amputations *in situ* ; rarement employée.)

Tenaculum.

Aiguilles de Cooper et de Deschamps.

Rugine.

Une pince coupante.

Marteau et ciseau burin large (employé par quelques chirurgiens.)

Aiguille de Reverdin.

Une curette.

(1) Nous rappelons encore pour n'y plus revenir dans les articles suivants, que l'antisepsie des régions pileuses nécessite souvent l'emploi des lavages à l'éther (enduit sébacé, débris épithéliaux.)

(2) De nombreux chirurgiens préfèrent la compression digitale faite par un acide. Nous avons déjà insisté *pages* 20 et 38 sur l'expérience que devait posséder l'aide placé à ce poste de confiance.

Objets divers :

Fils de Florence, de soie, de catgut, d'argent..
Drains moyens.
Seau.

Pansement :

Matériel ordinaire de pansement.
Drap fanon ou bonnet de coton.

Soins consécutifs :

Placer un coussin sous le malade.
Cerceau.
Soutenir le moignon élevé par un coussin.
Surveiller l'hémorrhagie.
Prendre ultérieurement mesure pour un appareil.

ANUS CONTRE NATURE (**Création de l'**)

Soins préliminaires :

Peser le malade s'il y a lieu.
Bain général.
Raser la région s'il y a lieu.
Antisepsie et pansement du champ opératoire.
Lavement.

Anesthésie *générale :*

Chloroforme.

Instruments :

Thermocautère.
Bistouris droits.
Pince à disséquer.
Pinces à griffes.
Pinces hémostatiques.
Ecarteurs de Farabeuf.
Ecarteurs-érignes.
* Chasse-fil (1).
Sonde cannelée.
Aiguille de Reverdin.
Pince à écraser les plombs.
Ciseaux droits et courbes.

Objets divers :

Fils de catgut, de soie, d'argent.
Crins de Florence.
Tubes de Galli ou plombs.
Boutons.
Tube à drainage moyen.

(1) Par chasse-fil nous entendons le chasse-fil prêt à être employé : rien n'est plus fréquent que de voir présenter un chasse-fil dépourvu de son fil et un fil d'argent trop gros pour qu'il puisse y être admis, ou trop petit pour que la molette puisse mordre.

Sonde rouge molle de gros calibre pour lavage du bout inférieur.

Sonde en gomme garnie de gaze iodoformée pour transfixer le mésentère.

Ether et seringue de Pravaz pour injections (1).

Pansement :

Matériel ordinaire de pansement.

Bassins, réniforme et triangulaire.

Laveur. — Seringues à pansement

Bandage de corps.

Soins consécutifs:

Lit garni de toile imperméable et chauffé.

Matelas d'eau ou coussin.

Cerceau.

Surveiller l'état algide qui peut suivre l'opération.

Faciliter la miction.

Conserver les matières fécales.

Faire fréquemment le pansement s'il est souillé.

Lavages du bout inférieur.

Surveiller l'apparition de la pneumonie et les escharres de décubitus.

Au moment de la guérison faire porter un appareil.

(1) Le collapsus postopératoire est assez fréquent.

ARTHROTOMIE

Sous ce titre nous comprendrons, outre l'ouverture exploratrice de l'articulation, la plupart des opérations de résection incomplète ou atypique, synovectomie, curages, etc., qui portent sur les articulations (1). Comme dans toute opération dont le type n'est pas nettement défini, l'aide devra consulter le chirurgien sur le choix des instruments ; en l'absence de ce renseignement il préparera les suivants :

Soins préliminaires :

Bain général.

Raser la région s'il y a lieu.

Antisepsie et pansement du champ opératoire.

Dans quelques cas particuliers, et la même observation doit être faite pour toutes les interventions articulaires, il y aura lieu de préparer les instruments nécessaires à l'amputation dans la continuité au-dessus du lieu présumé de la résection ; dans ces cas le chirurgien se chargera lui-même de prévenir le malade.

Appliquer la bande d'Esmarch.

Anesthésie *générale* :

Chloroforme.

Instruments :

Bistouri droit.

Bistouri à résection.

* Bistouri serpette de Farabeuf.

Ecarteurs.

Ecarteurs-érignes.

Une scie pour section d'olécrâne, de rotule.

Ciseaux forts droits et courbes.

(1) En fait ces instruments doivent être combinés avec ceux qui forment le matériel instrumental des résections ; nous avons seulement supposé ici, et le fait est souvent difficile à prévoir, qu'il n'y aurait pas résection osseuse.

Rugines droite et courbe de Farabeuf, d'Ollier, etc.
Détache-tendons ; spatule mousse.
Curettes de plusieurs modèles.
Aspirateur Dieulafoy (si le diagnostic est douteux (1).
Pinces coupantes diverses.
Pince-gouge.
Ciseau-burin et ciseau-gouge avec maillet.
Un davier moyen.
Aiguille de Reverdin.
Pinces à disséquer et à griffes.
Sondes cannelées dont une grande.
Thermocautère.
Plusieurs pinces à forcipressure.
Un perforateur soumis au choix du chirurgien.

Objets divers :

Seringue à pansement ou mieux laveur.
Tubes à drainage moyens.
Sac de sable garni.
Fil d'argent fort.
Fils de Florence, de soie, de catgut.
Chlorure de zinc.
Lavage articulaire.
Eponges fines spéciales.

Pansement :

Matériel ordinaire de pansement.
Queue de cerf-volant de gaze antiseptique (2).

(1) Nous indiquons à plusieurs reprises cet appareil qui n'a de raison d'être que l'indication d'une dernière ponction exploratrice faite pour assurer le diagnostic au moment même de l'acte opératoire.

(2) Il est d'usage aujourd'hui de remplacer l'antique queue de cerf-volant par de simples bandelettes longues de gaze iodoformée ; nous avons conservé l'appellation ancienne pour bien indiquer les dimensions en longueur et l'étroitesse que doit alors présenter la gaze antiseptique.

Appareil plâtré.

Soins consécutifs :

Placer un coussin sous le malade ; quelquefois une planche sous le matelas.

Cerceau.

Assurer la stabilité du membre par des coussins, etc.

Surveiller l'hémorrhagie : membre déclive vers le tronc.

Application permanente de glace s'il y a lieu.

Protéger les parties molles contre la pression du plâtre.

Surveiller les eschares de décubitus.

Faire porter plus tard une genouillère ou un bandage.

BEC DE LIÈVRE

L'aide devra se pourvoir de quelques instruments spéciaux qui lui seront, sur sa demande, désignés par l'opérateur ; s'il y a lieu de faire la réfection de la voûte palatine, l'aide devra consulter la nomenclature des instruments qui ont rapport à la *staphylorraphie*.

Soins préliminaires :

Moulage ou photographie.
Raser la région s'il y a lieu.
Antisepsie labio-buccale.
Emmailloter, s'il s'agit d'un enfant.

Anesthésie *locale :*

Cocaïne (seringue de Pravaz ; œillère).
Générale (chloroforme). Eponges montées.

Instruments (1) **:**

Bistouris droits, deux modèles dont un fin.
Bistouri à résection.
Pince à disséquer.
Pinces à griffes.
Quelques pinces à forcipressure.
Pince à racines.
Davier français.
Rugines droite et courbe.
Rugines pour la voûte palatine (droite et gauche).
Ciseaux forts dits à bec de lièvre, droits et courbes.
Aiguille de Reverdin fine.
* Six aiguilles dites de Richet.
Pince gouge.
Pinces coupantes.
Ciseau burin droit.
Marteau de plomb ou maillet.

(1) L'opération du bec de lièvre labial sans complication palatine entraîne naturellement la suppression d'un grand nombre des instruments qui figurent dans cette nomenclature.

Détache-tendon et spatule mousse.
* Chasse-fil.
Porte-éponges ou pinces porte-éponges.
Erignes à manche.

Objets divers :

Eponges fines montées.
Fil d'argent.
Fils de soie, de catgut, de Florence.
Quelques épingles courtes et fortes antiseptiques.
Pinceaux.

Pansement :

Matériel ordinaire de pansement.
Collodion.

Soins consécutifs :

Surveiller l'hémorrhagie surtout chez les jeunes enfants.
Veiller à l'alimentation qui devient difficile chez eux.
Chez l'adulte faire observer le silence et remettre une ardoise au malade.
Lavages ou attouchements antiseptiques au pinceau.
Epier les efflorescences de muguet.
Quelquefois faire porter plus tard un appareil de prothèse.

CASTRATION

Soins préliminaires :

Peser le malade s'il y a lieu.
Bain général.
Purgation et lavement.
Raser le patient.
Antisepsie et pansement de la région.

Anesthésie *générale :*

Chloroforme.

Quelques chirurgiens ont employé l'*anesthésie locale* par la cocaïne (seringue de Pravaz. — Œillère).

Instruments :

Thermocautère.
Bistouris droits.
Pince à disséquer.
Pinces à griffes.
Sonde cannelée.
* Sonde de Félizet.
Ecarteurs.
Ecarteurs-érignes.
Pinces à forcipressure.
Trocart à hydrocèle.
Aiguille de Reverdin.
Une aiguille de Deschamps, côté droit.
Pince de Museux.
Ciseaux droits et courbes.
Curette.

Objets divers :

Fils de catgut, de soie, d'argent.
Crins de Florence.
Drains petits et moyens.
Bassin triangulaire.
Sonde uréthrale en caoutchouc.

Pansement :

Matériel ordinaire de pansement.
Crayons d'iodoforme.
Grand suspensoir. Bandages en T. Caleçon de bain.

Soins consécutifs :

Cerceau.
Tenir les bourses relevées (planchette, etc.).
Remédier à la rétention d'urine qui est assez fréquente.
Faire porter un suspensoir à la sortie.

CÔTES (Résection des)

Peser le malade s'il y a lieu.
Bain général.
Raser la région s'il y a lieu.
Antisepsie et pansement du champ opératoire.

Anesthésie *générale :*

Chloroforme.

Instruments :

Bistouris droits.
Bistouris à résection.
Sonde cannelée moyenne.
Pince à disséquer.
Pinces à griffes.
Stylet.
Pinces hémostatiques.
Scie de Larrey.
Tenaculum.
Aiguille de Cooper.
Aiguille de Reverdin.
Rugines droite et courbe.
Davier droit.
Ecarteurs et écarteurs-érignes.
Pince gouge.
Cisaille de Liston.
*Costotome spécial.
Marteau de plomb.
Ciseau burin.
Curette.
Détache tendon.
Spatule mousse à manche.
Thermocautère.

Objets divers :

Fils de catgut, de soie, d'argent.

Crins de Florence.
Tubes à drainage moyens.
Bassin réniforme.

Pansement :

Matériel ordinaire de pansement.
Collodion.
Bandage de corps.

Soins consécutifs :

Ceux des opérations ordinaires.

DILATATION ANALE.

Soins préliminaires :

Bain général.
Purgation.
Lavement et antisepsie de l'anus et du rectum.
Suppositoires morphinés. Bromure (pour quelques chirurgiens).
L'opération se fait quelquefois (à tort) au lit du malade.
Position de la taille.

Anesthésie *locale :* Cocaïne. — Seringue de Pravaz, œillère.
— *générale :* Chloroforme.

Surveiller étroitement la chloroformisation et la suspendre au moment de l'acte opératoire. Peut-être y a-t-il avantage à ne commencer celui-ci que lorsque la résolution est complète. Il faut toujours avoir sous la main ce qui peut servir en cas d'alerte chloroformique.

Instruments :

*Speculum Cusco.
*Speculum de Trélat.
Ciseaux.
Bistouri [1].
Pince à griffes.
Thermocautère.

Objets divers :

Vaseline.
Sonde uréthrale en caoutchouc.
Irrigateur.
Mèche iodoformée.

(1) S'il y a fissure concomitante par exemple.

Pansement :

Matériel ordinaire de pansement.

Bandage en T ou caleçon de bains.

Soins consécutifs :

Veiller à la rétention d'urine.

Opium ou purgatifs suivant les prescriptions ; quelquefois suppositoires belladonés ou morphinés.

Soins de propreté.

Bains.

DOIGTS (Amputations des) (1)

Soins préliminaires :

Bain antiseptique de la main malade.
Pansement du champ opératoire.
L'opération se fait quelquefois au lit du malade.
Quelquefois application de la bande d'Esmarch (2.)

Anesthésie *générale* : Chloroforme.

— *locale :* Cocaïne. — Seringue de Pravaz, œillère.

Instruments :

Bistouris droits.
Sonde cannelée.
Pince à disséquer.
Pinces à griffes.
Quatre pinces à forcipressure.
Aiguille de Reverdin fine.
Tenaculum.
Scie Larrey ou scie à arbre.
Davier français droit ou davier porte à faux de Farabeuf.
Ecarteurs et écarteurs-érignes.
Rugines droite et courbe.
Curette (s'il y a fongosités).
Pince de Liston.
Ciseaux forts droits ou courbes.
Appareil d'Esmarch.

Objets divers :

Un tube de caoutchouc pour l'hémostase.
Fils d'argent, de soie, de catgut.
Crins de Florence.
Drains petits.

(1) Sous ce titre nous comprenons les diverses petites opérations qui peuvent se pratiquer sur les doigts, résections articulaires, résections diaphysaires, grattages de synovites, spina ventosa, etc.

(1) Quelques chirurgiens se contentent de la striction de la base du doigt par un tube à drainage.

Pansement :

Matériel ordinaire de pansement.
Attelle-palette ou attelle simple.
Echarpe.

Soins consécutifs :

Main élevée sur un coussin ou dans un hamac.
Surveiller l'hémorrhagie.

EMPYÈME

Soins préliminaires :

Peser le malade s'il y a lieu.

Antisepsie et pansement de la région.

Constater de nouveau la présence du pus avec la seringue de Pravaz.

L'opération se fait quelquefois au lit du malade.

Anesthésie *générale :* Chloroforme.

— *locale :* Éther. (Pulvérisateur).

Cocaïne, (Seringue de Pravaz-œillère).

Coussin pour l'anesthésie en décubitus latéral.

Instruments :

Bistouri droit.

*Bistouri boutonné ou de Cooper.

Ecarteurs et écarteurs-érignes.

Pince à disséquer.

Pinces à griffes.

Sonde cannelée.

Pinces à forcipressure.

Aiguille de Cooper.

Aiguille de Reverdin.

Ciseaux droits et courbes.

Note. Il faudra consulter l'opérateur sur la nécessité de préparer les instruments propres à une résection de côtes limitée.

Objets divers :

Drains géminés et drains moyens.

Fils de catgut, de soie, d'argent.

Crins de Florence.

Bassin réniforme.

Appareil à lavage pleural.

Pinceaux.

Pipette stérilisée.

Pansement :

Matériel ordinaire de pansement.
Bandage de corps.

Soins consécutifs :

Lavages fréquents de la plèvre *mais seulement s'il y a indication du chirurgien.*
Surveiller l'état des reins, etc.

FISTULE ANALE (par les procédés habituels)

Soins préliminaires :

Le malade sera purgé la veille de l'opération ou prendra un lavement quelques heures avant d'être opéré.

Bain général.

L'antisepsie rectale sera faite avec soin s'il est question de tenter l'excision de la fistule et la réunion par première intention.

L'opération se fait quelquefois au lit du malade.

Position de la taille ou position latérale.

Anesthésie *locale* : Cocaïne. — Seringue de Pravaz, œillère.

— *générale* : Chloroforme (1).

L'aide chloroformisateur devra savoir que les alertes et même les catastrophes du fait de l'anesthésie sont pour cette opération d'une fréquence extraordinaire; chacun fera suivant son habitude, il faut seulement être prévenu. Nous conseillons en général de cesser complètement l'anesthésie au moment de l'acte opératoire qui n'a pas de durée; on ne pourra alors incriminer l'imprudence du chloroformisateur. Nous connaissons quelques chirurgiens qui, en présence de la fréquence des désastres, ont renoncé à faire bénéficier la plupart de leurs malades de l'anesthésie générale sauf les cas d'impossibilité absolue d'opérer sans le secours du chloroforme. On devra en tout cas tenir prêts tous les moyens utiles pour ranimer le patient. Nous appelons encore une fois l'attention sur l'insufflation directe.

On devra quelquefois anesthésier le malade en décubitus latéral (*coussin*).

(1) On n'oubliera pas que chez ces malades les ésions pulmonaires tuberculeuses sont d'une incontestable fréquence.

Instruments :

Thermocautère.
Stylet aiguillé.
Sonde cannelée de trousse.
Sonde cannelée grande.
Bistouri.
Ciseaux droits.
Gorgeret ébène.
Curette.

Objets divers :

Fils de caoutchouc (*inusités* sauf rares exceptions.
Bassin triangulaire.
Sonde de caoutchouc, n° 16 à 18.
Vaseline.

Pansement :

Mèche.
Vaseline iodoformée.
Bandage en T.
Matériel ordinaire de pansement.

Soins consécutifs :

Lit garni.
Administration d'opium selon indications du chirurgien.
Prévenir la rétention d'urine assez fréquente à la suite de l'opération.
Quelques chirurgiens font faire le lavage rectal.
Soins de propreté après la défécation ; bains.
Pulvérisations phéniquées s'il y a indications.

FISTULE VÉSICO-VAGINALE

Soins préliminaires :

S'informer de l'époque des règles.
Bain général.
Lavement ou purgation.
Antisepsie vaginale parfaite.
Sonder la malade avant l'opération.
Préparer des coussins et des oreillers pour faciliter le décubitus.

Anesthésie. — Quelques chirurgiens opèrent dans la position génupectorale sans anesthésie ou dans le décubitus latéral.

— *générale* : — Chloroforme : prévoir les *alertes chloroformiques.*

Instruments (1) :

Thermocautère.
Pinces porte-éponges de 22 centimètres.
Stylet long.
Bistouris longs de Sims, droits et coudés.
Pinces à griffes longues de courbes variées.
Pinces à griffes fines à anneaux.
Spéculums divers et valves (consulter le choix du du chirurgien.)
* Valve antérieure et postérieure de Jobert (soumises au choix du chirurgien.)
Erignes de Museux longues.
* Pinces de Museux *à griffes divergentes.*
Ciseaux courbes longs.
Porte-éponges.
Aiguilles spéciales et long porte-aiguilles.
* Chasse fil.

(1) Cette opération exigeant une longue pratique, l'aide devra consulter l'opérateur sur le choix des instruments qui lui sont habituels.

Crochet mousse long.
Tord-fil de Denonvilliers.
Erigne à long manche.
* Curette très petite à long manche bien tranchante.
Ciseaux de trousse.

Objets divers :

Petites éponges fines.
Irrigateur vaginal.
Sonde uréthrale d'homme en caoutchouc rouge (1).
Sonde de femme en verre.
Plombs et tubes de Galli.
Boutons et plaques perforées.
Pince à écraser les plombs.
Fils de soie, d'argent, de catgut, de Florence.
Vaseline.
Fossets. — Fil de coton.
Coussin pour le décubitus latéral.

Pansement:

Matériel ordinaire de pansement.
Queue de cerf-volant en gaze antiseptique.
Drain moyen.
Bandage en T.

Soins consécutifs :

Lit garni, cerceau.
Fixer les membres inférieurs.
Surveiller la perméabilité de la sonde à demeure.
S'il n'y a pas de sonde à demeure, prévenir la rétention possible d'urine.
Surveiller le retour des règles.
Irrigations vaginales sur indications du chirurgien.

(1) Ou sonde de Sims. La sonde de Pezzer peut être également utilisée.

GANGLIONS (**Extirpation-Curage**)

Soins préliminaires :

Raser la région.

Antisepsie et pansement du champ opératoire.

Anesthésie *générale* :

Chloroforme.

Locale : cocaïne (œillère).

Plus rarement par l'éther suivant les cas. Se munir en conséquence d'une seringue de Pravaz ou d'un pulvérisateur de Richardson.

Instruments :

Bistouris droits et fins.

Ciseaux droits et ciseaux courbes.

Ecarteurs de Farabeuf et écarteurs-érignes (1).

Sonde cannelée.

Ténaculum.

Aiguilles de Cooper et de Deschamps.

Pince à disséquer.

Pinces à griffes.

Pinces hémostatiques en nombre variable, toujours nombreuses.

Sonde de Felizet.

Spatule mousse.

Curette.

Pince de Museux courbe.

Aiguille de Reverdin.

Quelquefois thermocautère (petit couteau courbe).

Objets divers :

Bassin réniforme.

Fils d'argent, de soie, de catgut.

Crins de Florence.

(1) Ces érignes à manche sont d'excellents instruments pour toutes les opérations délicates et il est regrettable de les voir trop peu employer.

Aiguilles très fines à sutures et porte-aiguilles.
Laveur.
Drains petits et moyens.
Pipette stérilisée.
Ether iodoformé.

Pansement :

Matériel ordinaire de pansement.
Crayons d'iodoforme.
Collodion.

Soins consécutifs :

Ceux des opérations habituelles et suivant prescriptions spéciales.
Surveiller l'état des poumons, des viscères, etc.

GLOBE DE L'ŒIL (**Enucléation du**).

Soins préliminaires :

Instillations antiseptiques et lavages de la conjonctive. Quelques oculistes emploient volontiers dans ce but les solutions au bi-iodure.

Anesthésie *générale :* (chloroforme)
ou *locale* (cocaïne, œillère, seringue de Pravaz).

Instruments :

Bistouri fin.
* Blépharostat ou écarteurs des paupières.
* Pince à fixer de Liebreich.
* Ciseaux droits et courbes dits à iridectomie.
Crochet mousse.
Crochet aigu.
* Spatule perforée spéciale de Trélat.
Sonde cannelée.
Ciseaux de trousse.
Pince à disséquer.
Pinces à griffes.
Quelques pinces à forcipressure.
Aiguille fine de Reverdin.
Aiguilles courbes fines.
* Porte-aiguilles de Sands.

Objets divers :

Fil d'argent moyen.
Fils de catgut et de soie.
Crins de Florence.
Tube à drainage très petit.

Pansement :

Solutions bi-iodurées.
Bande de flanelle ou d'Altmeyer.
Matériel ordinaire de pansement.

Soins consécutifs suivant prescriptions :

Lumière peu vive dans l'appartement.
Procéder de bonne heure aux essais d'application d'un œil artificiel.

HÉMATOCÈLE VAGINALE (Décortication ou Castration)

Le chirurgien ne pouvant toujours décider à l'avance du choix de l'une ou l'autre opération, il pourra être prudent de préparer les instruments nécessaires à la castration qui modifient d'ailleurs peu l'appareil instrumental de la décortication.

Soins préliminaires :

Bain général.
Lavement ou purgation suivant prescription.
Raser la région s'il y a lieu.
Antisepsie et pansement de la région.

Anesthésie *générale :* chloroforme.
Rarement *locale:* cocaïne, seringue de Pravaz, œillère.

Instruments :

* Stéthoscope.
Bistouris droits.
Ciseaux droits et courbes.
Sonde cannelée.
Pince à disséquer.
Pinces à griffes.
Pinces à forcipressure (10 environ).
Ecarteurs et écarteurs-érignes.
Pince de Museux.
* Sonde de Felizet.
Aiguille de Cooper.
Aiguilles de Deschamps.
Aiguille de Reverdin.
Spatule mousse à manche.
Curette.
Trocart à hydrocèle.

Objets divers :

Fils d'argent, de soie, de catgut, de Florence.
Drains moyens.
Bassin triangulaire.

Sonde uréthrale de caoutchouc, n° 16 ou 18.
Rat de cave.
Pipette stérilisée.
Laveur.

Pansement :

Queue de cerf-volant de gaze antiseptique.
Matériel ordinaire de pansement.
Chlorure de zinc (solution).
Bandage en T ou caleçon de bains.
Pinceaux.

Soins consécutifs.

Tenir les bourses relevées (planchette, etc.)
Cerceau sous les draps.
Administrer de l'opium ou prévenir la constipation suivant prescriptions.
Surveiller l'apparition d'une hémorrhagie.
Quelquefois glace en permanence.
Pulvérisations phéniquées s'il y a indications.
Faire porter un suspensoir à la sortie.

HYDATIQUES **Kystes (du foie) par le procédé du trocart** (1)

Soins préliminaires :

Peser le malade s'il y a lieu.
Bain général.
Purgation. Lavement.
Raser la région s'il y a lieu.
Antisepsie et pansement du champ opératoire.
Jambières et chemise de flanelle (s'il doit y avoir laparotomie).

Anesthésie *générale :* Chloroforme.

Instruments :

Bistouri droit et boutonné.
Pince à disséquer.
Pinces à griffes.
Deux écarteurs érignes.
Sonde cannelée.
Très gros trocart (15 à 20 m/m diamètre).
Seringue de Pravaz.
Quelques pinces à forcipressure.
Ciseaux droits et courbes.
Aiguille de Reverdin.

Objets divers :

Fils de soie, de catgut.
Fil d'argent.

(1) Nous avons surtont en vue les procédés simples de traitement, celui du trocart (Verneuil) par exemple : pour les procédés sanglants qui sont de véritables laparotomies, voyez *Laparotomie exploratrice pour tumeur*, tant pour la préparation des instruments que pour les soins préliminaires et consécutifs. Dans ces cas d'ailleurs, il faudra consulter le chirurgien pour prévoir les cas difficiles (méthode transpleurale, etc.).

Un *long* et fort mandrin pour passer la sonde.

Une *très grosse* sonde d'homme en caoutchouc rouge, à large lumière.

Deux tubes géminés.

Une pièce de baudruche dite *préservatif*.

Un flacon à large goulot avec solution antiseptique, sublimé par exemple.

Une seringue à pansement s'adaptant à la sonde.

Fosset.

Pansement :

Matériel ordinaire de pansement.

Diverses solutions spéciales indiquées par le chirurgien (teinture d'iode, chloral, etc.)

Bandage de corps en flanelle.

Fils pour fixer la sonde.

Collodion.

Soins consécutifs :

Cerceau, lit garni.

Assurer la stabilité du tube plongeant dans le flacon et sa perméabilité.

Alimentation liquide ou diète suivant indications du chirurgien.

Surveiller l'apparition de l'urticaire.

Epier les signes d'intoxication (diarrhée, etc.), par résorption des injections toxiques.

Conserver les matières excrétées par la fistule.

Observer la coloration des selles.

HYDROCÈLE VAGINALE

Nous n'avons en vue que le traitement de l'hydrocèle par les injections, renvoyant le lecteur à l'article *Hématocèle* pour la préparation des instruments nécessaires à l'opération dite cure radicale de l'hydrocèle.

Soins préliminaires :

Purgation ou lavement sur indications du chirurgien.
L'opération se fait quelquefois au lit du malade.
Antisepsie du champ opératoire.

Anesthésie *locale* :

Par la cocaïne : (seringue de Pravaz, œillère).

Instruments :

Stéthoscope.
Aspirateur Dieulafoy avec *trocart à manche.*
Trocart à hydrocèle avec ou sans robinet suivant indications (1).
Ciseaux droits.
Seringue en caoutchouc durci.

Objets divers :

Solution de cocaïne.
Solution iodée.
Bassin triangulaire.
Plusieurs verres à expérience.
Rat de cave.
Pinceaux.

(1) S'il s'agit d'une hydrocèle double, préparez *deux* trocarts, le premier étant impropre à servir lorsqu'il est souillé de teinture d'iode ; il glisse mal et ne pénètre pas.

Pansement :

Collodion iodoformé.
Baudruche.
Ouate.
Bandage en T.

Soins consécutifs :

Maintenir les bourses relevées par une planchette.
Faire porter un suspensoir à la sortie.

HYSTÉRECTOMIE ABDOMINALE

Mêmes observations que pour l'hystérectomie vaginale (voyez ce mot (page 80).

Soins préliminaires :

Peser la malade.
S'informer de l'époque des règles.
Bain général.
Raser la région.
Antisepsie et pansement du champ opératoire, (du nombril en particulier.)
Purgation, lavement suivant les indications du chirurgien.
Table d'opération spéciale.
Enveloppement dans des jambières de flanelle ; chemise de flanelle.
Elever la température de la salle d'opération.
Spray phéniqué (1).
Sonder la malade avant l'opération ; ce soin devra être dévolu de préférence à un aide qui ne prendra pas part à l'acte opératoire.

Anesthésie *générale* (chloroforme) Délicate. — Eviter les efforts de vomissement et prévoir la possibilité d'une longue durée de l'opération.

(1) Sous le nom de *spray phéniqué*, nous entendons toute pulvé-ion habituelle à l'opérateur, eau phéniquée, essence d'euca-yptus, thymol, etc.... Nous ne mentionnons le spray qu'à pro-os des opérations abdominales ; l'appareil devra être sous pression pour toute autre opération si l'opérateur a coutume de l'employer. Quelques chirurgiens qui ne l'emploient pas ordinairement le réservent encore aux opérations péritonéales ; c'est ce qui justifie la mention que nous en faisons.

Instruments (1) :

Bistouris droits.
Ciseaux forts droits et courbes.
* Ecarteurs des parois du ventre.
Ecarteurs-érignes.
Sondes cannelées, petite et moyenne.
Pinces à forcipressure ordinaires, 12 environ.
Pinces porte-éponges abdominales à anneaux dorés, 12
*Pince sus-pubienne de Terrillon pour maintenir une éponge dans le cul-de-sac de Douglas.
Pinces à griffes et à disséquer.
Aspirateur Dieulafoy. — Trocart. — Seringue de Pravaz.
Spéculum et valves pour l'hystérectomie combinée.
Deux ou trois pinces dites à ligaments larges, droites et courbes.
Pinces de Museux fortes, droite et courbe.
*Hystéromètre.
Curette.
*Couteau moyen à amputation.
Aiguille de Reverdin.
Aiguilles de Deschamps à long manche.
*Aiguilles tubulées pour sutures abdominales.
Thermocautère.
Broches et tricoise forte pour les couper.
Pince-clamp spéciale.

Objets divers :

Fils de soie (*forts*), de catgut, de Florence, d'argent.
Gros fils d'argent en tubes pour sutures abdominales.

(1) L'aide aura dû prévoir le morcellement possible de la tumeur et demander des instructions spéciales au chirurgien pour cette éventualité ; il est juste de faire remarquer que s'il est bon en cas d'erreur possible de diagnostic de préparer les instruments nécessaires à une hystérectomie lorsqu'il s'agit d'une ovariotomie, la réciproque reste vraie.

Tube de caoutchouc plein pour traitement extra-abdominal du pédicule.
Drains moyens.
Eponges fines spéciales
Appareil à lavage péritonéal.
Compresses chaudes de tarlatane ou de flanelle.
Seau.
Vaseline.
Solution d'ergotine.

Pansement :

Matériel ordinaire de pansement.
Bandelettes de gaze antiseptique.
Bandages de flanelle.

Soins consécutifs :

Chambre chauffée ; lit garni ; cerceau ; coussin de caoutchouc.
Assurer le repos et la tranquillité de la malade (lumière peu vive.)
Administrer glace ou opium, morphine, champagne, etc., suivant les prescriptions.
Alimentation légère quelquefois au biberon, ou diète.
Surveiller et faciliter la miction ; veiller à la constipation trop prolongée.
Surveiller les accidents pulmonaires et les eschares de décubitus.
Peser la tumeur.
Faire porter une ceinture abdominale à la sortie.

HYSTERECTOMIE PARTIELLE (**Amputation intra et sus vaginale**).

Le chirurgien devra être pressenti sur la possibilité d'une extirpation totale pour laquelle on préparera alors l'appareil instrumental nécessaire.

Soins préliminaires :

Peser la malade s'il y a lieu.
S'informer de l'époque des règles.
Bain général.
Raser la malade s'il y a indications.
Antisepsie soignée du vagin.
Sonder la malade avant l'opération.
Elever la température de la salle d'opération.
Quelques chirurgiens veulent une table d'opération spéciale.
Position de la taille.

Anesthésie *générale.*

Chloroforme.

Instruments :

Bistouris utérins.
Bistouris droits.
Spéculum.
Valves (soumises à l'approbation du chirurgien).
Thermocautère ou galvanocautère.
* Ecraseurs droit et courbe de Chassaignac.
Ciseaux hystérotomes.
* Serre-nœud.
Ciseaux de trousse.
* Porte nœud spécial.
Curettes utérines et spatule mousse à long manche.
Erignes montées.
* Pinces à abaisser l'utérus (de Museux, de Siredey, etc.).

Deux pinces à ligaments larges.
Hystéromètre.
Sonde cannelée très longue.
Pinces hémostatiques et porte-éponges de 22 c/m.
Aiguilles et porte-aiguilles pour suture du col.
Aiguilles de Deschamps à long manche.

Objets divers :

Fils forts et *éprouvés* de catgut, de soie, de Florence, d'argent.
Aiguilles spéciales pour lier la partie inférieure des ligaments larges.
Sonde uréthrale en verre.
Sonde d'homme en caoutchouc, nº 20 ou 22.
Irrigateur utérin (de Doléris, etc...).
Irrigateur vaginal.
Gros drain et drain moyen.
Seau.
Vaseline.
Fosset.

Pansement :

Matériel ordinaire de pansement.
Queue de cerf volant de gaze antiseptique.
Bandage en T et bandage de corps en flanelle.
Acide chromique. — Chlorure de zinc. — Flèches de Canquoin.

Soins consécutifs :

Lit garni de toile imperméable. Coussin de caoutchouc et cerceau.
Surveiller l'hémorrhagie.
Surveiller la perméabilité de la la sonde à demeure.
Administration d'opium, morphine, etc..., suivant prescriptions.
Alimentation suivant prescription.
Surveiller les eschares de decubitus.

HYSTÉRECTOMIE VAGINALE (1)

Pour toutes les opérations qui portent sur l'utérus et les annexes, l'aide devra dresser sous la dictée du chirurgien une liste des instruments *spéciaux* qu'il préfère ; pour ces opérations délicates, il ne suffit pas de préparer un instrument, une pince à ligaments larges par exemple, pour satisfaire l'opérateur ; il faut qu'il trouve le modèle de son choix (pinces, valves, etc.) et *ce choix varie avec chaque praticien.* Il en est de même des soins préliminaires et consécutifs sur lesquels nous ne pouvons donner que des indications d'ensemble.

Soins préliminaires :

S'informer de l'époque des règles.
Peser la malade s'il y a lieu.
Bain général.
Raser la région.
Antisepsie vaginale parfaite.
Table d'opération spéciale.
Enveloppement dans des jambières de flanelle, chemise id.
Sonder la malade avant l'opération (ce soin sera pris de préférence par un aide étranger à l'acte opératoire lui-même).
Elever la température de la salle d'opération.
Spray phéniqué.
Position de la taille.

Anesthésie *générale* (chloroforme). Délicate. — Eviter les efforts de vomissements et prévoir la possibilité d'une longue durée de l'opération.

Instruments :

Bistouris utérins à long manche.
Bistouris droits.

(1) Il y a lieu de savoir si l'on procédera au morcellement et dans ce cas préparer les instruments spéciaux qu'indiquera le chirurgien.

Valves (plusieurs modèles, — soumis au choix du chirurgien).

Pinces à abaisser l'utérus (de Museux, de Siredey, etc., id. id.).

Pinces hémostatiques de 22 cm. et porte-éponges.

Pinces à ligaments larges, droites et courbes (Terrier, Richelot, Doyen, etc.)

Galvanocautère ou thermocautère.

* Porte-nœud spécial.

Ciseaux hystérotomes.

Hystéromètre.

Spéculum.

Pinces à griffes longues.

Ciseaux de trousse.

* Aiguilles à sutures profondes spéciales et porte-aiguilles.

Aiguilles de Reverdin, droite et courbe.

Objets divers :

Fils *forts et éprouvés* de catgut, de soie, d'argent, de Florence.

Drain en T spécial pour le cul-de-sac postérieur.

Sonde uréthrale en verre.

Sonde d'homme en caoutchouc n° 20 ou 22.

Appareil à irrigation vaginale.

Eponges fines spéciales.

Compresses chaudes de tarlatane ou de flanelle.

Gros drains.

Vaseline.

Fosset.

Seau.

Pansement :

Matériel ordinaire de pansement.

Queue de cerf-volant en gaze antiseptique.

Divers bandages pleins de flanelle.

Soins consécutifs :

Fixer ensemble les membres inférieurs.

Lit garni de toile imperméable; cerceau; coussin de caoutchouc (eschares de décubitus); chambre chauffée.

Assurer le repos et la tranquillité de la malade (lumière peu vive.)

Surveiller la perméabilité de la sonde à demeure.

Surveiller l'hémorrhagie.

Administrer glace, opium ou morphine, champagne, etc., suivant prescriptions.

Alimentation légère ou diète suivant prescriptions, quelquefois au biberon.

Peser la tumeur.

INCISION (1) ET DRAINAGE

Ce paragraphe a surtout en vue l'incision des phlegmons, abcès, etc..

Soins préliminaires :

Raser la région s'il y a lieu.
Bain antiseptique ou antisepsie et pansement de la région.
L'opération se fait souvent au lit du malade.

Anesthésie *générale* rare sauf pour les collections profondes.

Chloroforme.
— *locale* :
Ether (Pulvérisateur Richardson.)
Cocaïne (Seringue de Pravaz, œillère.)

Instruments :

Bistouri droit.
Pince à disséquer.
Sonde cannelée petite ou grande.
Pinces hémostatiques (2).

(I) Il faut avoir vu les aides courir qui après le bistouri, qui après la pince à forcipressure ; il faut avoir vu l'opérateur en ville inciser un abcès et ouvrir une artère sans avoir de pince à forcipressure sous la main, ou débrider un phlegmon sans avoir de sonde cannelée, pour excuser ce que ce paragraphe peut présenter en apparence d'exagération dans la minutie de la préparation.

(2) C'est une précaution que nous regardons comme essentielle depuis le jour où l'un de nos maîtres nous raconta avec sa verve habituelle combien il fut embarrassé un jour que, ayant incisé un panaris dans son cabinet, il se trouva dépourvu de pince pour saisir un vaisseau qui donnait, fort occupé et surpris d'autre part par une syncope de la malade. *En ville* vous ne devez point faire une incision de quelque importance sans avoir sous la main une pince hémostatique, une serre-fine ou tout autre instrument qui puisse en tenir lieu.

* Pince à drain de Lister.

Pince à ligaments larges légèrement courbe pour passer les drains.

Ciseaux droits et courbes.

Ténaculum (plaie du cuir chevelu, par exemple.)

Objets divers :

Bassin courbe ou triangulaire.

Tubes à drainage de divers diamètres.

Soie phéniquée ou catgut.

Laveur.

Pipette stérilisée.

Pansement :

Matériel ordinaire de pansement.

Echarpes, bandages divers.

Soins consécutifs :

Surveiller l'hémorrhagie et la rétention du pus.

Pulvérisations phéniquées.

Bains phéniqués s'il y a lieu.

KELOTOMIE et cure radicale des hernies

Les instruments nécessaires à cette opération sont les mêmes que ceux qui composent l'appareil instrumental de la cure radicale des hernies ; nous réunissons donc leur nomenclature dans un même paragraphe. Si l'état de l'intestin est très douteux, il y aura avantage à prévoir la nécessité de créer un anus artificiel (voy. *Anus contre nature*).

Soins préliminaires (1) :

Le bain général pourra avoir été prescrit; de même une purgation et un lavement s'il s'agit de cure radicale.

Raser la région.

Antisepsie et pansement du champ opératoire.

Spray phéniqué.

Elever la température de la salle d'opération.

L'opération se fait souvent au lit du malade.

Anesthésie *générale* :

Chloroforme.

Instruments :

Bistouris droits.

* Bistouri de Cooper.

Bistouri boutonné.

Ecarteurs de Farabeuf.

Ecarteurs-érignes.

Sonde cannelée.

Pince à disséquer.

Pinces à griffes.

Pinces à forcipressure.

(1) L'interne de garde appelé auprès d'une hernie étranglée dans un service étranger au sien fera toujours bien de s'assurer des habitudes du chirurgien-chef avant de pratiquer le taxis. Beaucoup de nos maîtres proscrivent toute tentative de taxis un peu prolongée, ou ne pratiquent le taxis que sous le chloroforme. En tout cas, il est toujours prudent de ne pas insister avant que le chirurgien prévenu ne soit arrivé.

* Chasse-fil.
Aiguilles fines à suture intestinales.
Porte-aiguilles.
Aiguilles de Cooper et de Deschamps.
Aiguilles de Reverdin dont une fine.
Ciseaux droits et courbes.
Deux pinces à ligaments larges, garnies de caoutchouc.
Longue pince à pansement pour servir de dilatateur.

Objets divers :

Sonde uréthrale, caoutchouc rouge (nos 16 à 18).
Bassin réniforme et triangulaire.
Fils de catgut, de soie, de Florence (numéros variés).
Fils d'argent.
Eponges fines spéciales.
Drains moyens.
Grosse sonde en caoutchouc rouge pour cathétérisme rectal.
Pipette stérilisée.

Pansement :

Matériel ordinaire de pansement,
Bandages pleins divers — en T — triangulaires — de flanelle.
Planchette pouvant s'interposer dans le pansement (peu employée).
Pinceaux.
Chlorure de zinc en solution pour l'antisepsie du sac.

Soins consécutifs :

Cerceau au-dessus de l'abdomen.
Glace intus ou extra suivant prescription.

Opium *id.*, injection hyp. de morphine, *id.* (1)
Alimentation liquide, *id.*
Coussin de caoutchouc ; surveiller les eschares de décubitus.
Surveiller la rétention d'urine possible.
Surveiller les accidents dus à la constipation.
Conserver les selles et les matières vomies.
Surveiller l'apparition de la pneumonie et l'état des reins.
Faire porter un bandage à la sortie.

(1) Quelques chirurgiens prescrivent au contraire une légère purgation.

LANGUE (Amputation de la)

Cette opération se combine souvent à la résection du maxillaire inférieur : l'aide devra donc consulter l'opérateur sur la nécessité de la préparation simultanée des instruments nécessaires à ces deux opérations.

Soins préliminaires :

Peser le malade s'il y a lieu.

On pourra l'habituer au maintien en place de la sonde œsophagienne.

Raser le malade.

Antisepsie buccale; antisepsie et pansement du champ opératoire.

Il peut y avoir lieu de faire la trachéotomie préalable (*voy. cette opération*); en tout cas lors d'ablation totale de la langue il est prudent de tenir à portée les instruments nécessaires à cette opération.

Anesthésie *générale.* — Difficile :

Chloroforme.

Se munir de nombreuses éponges montées.

Instruments :

Galvanocautère (couteau ou anses), ou thermocautère (quelquefois avec son petit couteau courbe).

Bistouris droit et boutonné.

Ecarteurs de Farabeuf et écarteurs-érignes.

Sondes cannelées grande et petite et * sonde cannelée de Félizet.

Pince à disséquer et pinces à griffes.

Pinces à forcipressure (18 environ).

* Ouvre bouche (1).

(1) Soumis, comme il faut toujours le faire pour cet instrument, à l'approbation de l'opérateur.

Ecraseur linéaire ou serre nœud.
Aiguilles de Cooper et de Deschamps.
Aiguille de Reverdin.
Tenaculum.
* Deux trocarts très courbes de Trélat (1).
Porte-éponges.
* Chasse fil.
Ciseaux forts, droits et courbes.
Rugines droite et courbe.
Spatule mousse.
Curette.
Pinces de Museux, droite et courbe.

Objets divers :

Fils d'argent, de soie de catgut, de Florence.
Drains moyens.
Gros fil d'argent.
Sonde œsophagienne.

Pansement :

Matériel ordinaire de pansement.
Collodion.
Queue de cerf-volant (gaze antiseptique).
Solution boriquée sursaturée (avec magnésie).

Soins consécutifs :

Alimentation du malade à la sonde ou au biberon.
Surveiller l'hémorrhagie.
Lui remettre une ardoise pour écrire.
Surveiller les accidents pulmonaires et prévenir l'inanition.

(1) Excellents instruments et très employés par notre maître M. Polaillon pour faciliter le passage et la mise en place des anses galvaniques.

LAPAROTOMIE (pour perforation intestinale)

La remarque que nous plaçons en tête de notre paragraphe sur la *laparatomie exploratrice pour tumeur* (voyez page 92) est également applicable.

Soins préliminaires :

Bain général s'il y a lieu (rarement).
Raser la région s'il y a lieu.
Antisepsie et pansement de la paroi abdominale (du nombril en particulier).
Antisepsie vaginale, id.
Sonder le malade avant l'opération, id.
Jambières et chemise de flanelle.
Haute température de la salle d'opération.
Spray phéniqué.
Quelquefois lit d'opération spécial.

Anesthésie *générale*. — Difficile :

Chloroforme,
Songer à un réflexe possible au moment du lavage du péritoine.

Instruments :

Bistouris droits.
Ciseaux forts droits et courbes.
Ecarteurs des parois du ventre, écarteurs-érignes, écarteurs de Farabeuf.
Tenaculum.
Aiguilles de Cooper et de Deschamps à long manche.
Aiguilles de Reverdin, droite et courbe, fines.
Aiguilles spéciales à sutures intestinales et porte-aiguilles.
* Aiguilles tubulées à manche pour sutures de la paroi.

Pinces hémostatiques ordinaires et de 22 centimètres.
Sondes cannelées, petite et grande.
Pinces à disséquer et à griffes.
Deux pinces longues dites à ligaments larges chemisées de caoutchouc pour fixer l'intestin.
Curette.
Pinces pour éponges montées (anneaux dorés).
Thermocautère.

Objets divers :

Fils à sutures intestinales.
Crins de Florence.
Fils de catgut, de soie, d'argent.
Gros fil d'argent en tubes pour sutures des parois.
Une sonde uréthrale n° 16 ou 18.
Appareil à lavage du péritoine.
Eponges fines spéciales.
Compresses chaudes aseptiques.
Seau.

Pansement :

Matériel ordinaire de pansement.
Bandage de corps en flanelle ouatée.
Collodion.

Soins consécutifs :

Garnir le lit d'une toile imperméable. Lit chauffé. Coussin de caoutchouc.
Placer un cerceau.
Alimentation liquide ; champagne, glace, opium, morphine, suivant les prescriptions du chirurgien.
Surveiller et recueillir les garde-robes.
Surveiller les accidents pulmonaires et les eschares de decubitus.
Faire porter une ceinture abdominale à la sortie.

LAPAROTOMIE EXPLORATRICE (**pour tumeur**)

Nous ferons remarquer que les divers cas qui peuvent se présenter sont trop disparates pour se prêter à une classification rigoureuse du matériel instrumental. L'aide fera donc bien de consulter auparavant l'opérateur sur les instruments divers dont il veut pouvoir disposer. Nous insistons cependant sur ce fait, c'est qu'il y a intérêt dans toute opération qui exige une antisepsie soignée à ne pas exagérer le nombre des instruments sous peine de fautes possibles dans la préparation aseptique ou antiseptique du matériel.

Soins préliminaires :

Interroger l'époque des règles si c'est une femme.
Peser le malade s'il y a lieu.
Bain général.
Raser le malade.
Purger le malade ; lavement avant l'opération.
Antisepsie vaginale, ano-rectale, etc.
Antisepsie et pansement de toute la paroi abdominale (du nombril en particulier).
Préserver le malade du froid par des jambières et une chemise de flanelle.
Sonder le patient avant l'opération.
Haute température de la salle d'opération.
Quelquefois lit spécial.
Spray phéniqué.

Anesthésie *générale :*

Chloroforme.
Elle est délicate : songez à un réflexe possible au moment du lavage du péritoine.

Instruments :

Bistouris droits.
Ciseaux forts, droits et courbes.

*Ecarteurs des parois du ventre; écarteurs-érignes écarteurs de Farabeuf.

Aiguilles de Cooper et de Deschamps, gauche et droite à long manche.

Aiguilles de Reverdin droite et courbe et aiguille fine de Reverdin.

Aiguilles à sutures intestinales et porte-aiguilles.

*Aiguilles tubulées à manche pour sutures de la paroi.

Tenaculum.

Pinces hémostatiques ordinaires et pinces de 22 c/m à anneaux dorés.

Sonde cannelée petite et grande.

Pince à disséquer et pinces à griffes fines.

Valves vaginales et speculum.

Trocart à hydrocèle.

Aspirateur Dieulafoy.

Seringue de Pravaz.

Deux pinces longues courbes, chemisées de caoutchouc, pour saisir l'intestin.

Une ou deux pinces à kystes.

Pinces droites et courbes dites à ligaments larges

Curettes.

Pinces pour éponges montées.

*Pince courbe de Terrillon pour éponge dans le cul de sac de Douglas.

Pinces de Museux, droites et courbes.

Un petit couteau à amputation.

Thermocautère.

Objets divers :

Fils d'argent, de soie, de catgut, de Florence.

Sonde uréthrale, n° 18.

Deux irrigateurs, abdominal et vaginal.

Eponges montées spéciales.

Compresses chaudes aseptiques.

Tubes à drainage moyens.
Gros fil d'argent en tube pour suture des parois.
Seau.

Pansement :

Collodion.
Queue de cerf-volant en gaze antiseptique.
Matériel ordinaire de pansement.
Bandage en flanelle ouaté.

Soins consécutifs :

Garnir le lit d'une toile imperméable. Lit chauffé.
Coussin de caoutchouc.
Placer un cerceau au-dessus de l'abdomen.
Alimentation liquide; champagne, glace, opium, morphine suivant les prescriptions du chirurgien.
Surveiller et recueillir les garde-robes.
Surveiller les accidents pulmonaires et les eschares de decubitus.
Peser la tumeur.
Faire porter une ceinture abdominale à la sortie.

LITHOTRITIE

Beaucoup d'opérateurs exigent des instruments spéciaux; l'aide fera bien de soumettre à leur approbation les cathéters, lithotriteurs et brise-pierre qui devront servir à l'opération.

Soins préliminaires : (1)

Reconnaitre l'état des reins.
Antisepsie uréthrale, bains.
Quelques chirurgiens emploient une table d'opération spéciale.
L'opération se fait quelquefois au lit du malade.
Elever le bassin sur un coussin.

Anesthèsie *générale* :

Chloroforme.

— *locale* :

Seringue vésicale, sonde.
Solution de cocaïne titrée au gré du chirurgien.

Instruments :

Méatotome ou bistouri.
Explorateur à résonnateur de Guyon.
Brise-pierre : deux numéros au moins (mod. Guyon, Reliquet, etc..)
Lithotriteur.
Un maillet à lithotriteur.
Aspirateur de Bigelow ou de Guyon.
Ciseaux.
* Pince uréthrale.
Sonde évacuatrice de Guyon à mandrin articulé de de deux courbures différentes.

(1) Dans quelques cas spéciaux M. Guyon prescrit une injection hypodermique de morphine avant l'opération.

Objets divers :

Seringues aseptiques.
Sondes de caoutchouc rouge.
Huile phéniquée.
Seau.

Pansement :

Appareil à lavage de l'urèthre ou seringues.
Solution boriquée sursaturée.
Solution de nitrate d'argent pour lavage vésical.

Soins consécutifs :

Lit garni d'une toile imperméable.
Placer un cerceau au-dessus de l'abdomen.
Demander au chirurgien des indications précises sur la conduite post-opératoire à tenir.
Recueillir les urines.
Surveiller l'état des reins.
Surveiller les accidents pulmonaires.

MAXILLAIRE INFÉRIEUR (**Résection du**)

Cette opération est ordinairement combinée à l'ablation d'une portion plus ou moins étendue de la langue : l'aide fera donc bien de se reporter à cette opération pour ne point oublier quelques instruments spéciaux, galvanocautère, trocarts de Trélat, etc. qui peuvent devenir nécessaires.

Soins préliminaires :

Peser le malade s'il y a lieu.

Le malade pourra être habitué au maintien en place de la sonde œsophagienne.

Raser le malade.

Antisepsie et pansement du champ opératoire ; antisepsie de la bouche.

Il peut y avoir lieu de faire la trachéotomie préalable (*voy. cette opération*).

Anesthésie *générale :* Difficile.

Chloroforme.

Eponges montées.

Instruments :

Bistouris droits et bistouris à résection.

* Scies à chaine montées avec aiguilles (*deux*).

Scie de Larrey et scie à arbre avec *plusieurs* feuillets.

Ciseaux forts, droits et courbes.

Pinces hémostatiques (18) dont deux de 22 centimètres.

Thermocautère (1) ou * galvanocautère (couteau et anses).

Sondes cannelées, petite et grande, et sonde cannelée courbe.

(1) Avec le petit couteau courbe.

Pinces à disséquer et à griffes.
Davier français et pince à racines.
Aiguilles de Cooper et de Deschamps.
* Forte pince à séquestres.
Grand davier Farabeuf.
* Trocarts courbes de Trélat (*deux*).
Rugines, droite et courbe.
Ecarteurs et écarteurs-érignes.
Tenaculum.
Deux aiguilles de Reverdin.
Pinces coupantes ; pince-gouge ; pince de Liston.
* Ciseau-burin et ciseau-gouge.
Maillet
Curettes.
Détache-tendons Spatule mousse à manche.
* Perforateur à manivelle.
Tuteur métallique de Verneuil-Guermonprez.
Pince de Museux droite et courbe.
Ecraseur linéaire ou serre-nœud (*peu usité*).
Ouvre-bouche.

Objets divers :

Fils d'argent, de catgut, de soie.
Crins de Florence.
Drains moyens.
Fil d'argent fort pour suture osseuse.
Sonde œsophagienne s'il y a lieu.
Tubes en caoutchouc pour ligature élastique.

Pansement :

Matériel ordinaire de pansement.
Queue de cerf-volant, de gaze antiseptique.
Collodion.
Solution boriquée sursaturée (avec la magnésie).

Soins consécutifs :

Veiller à l'hémorrhagie primitive.

Lavages antiseptiques de la bouche, au chloral à 1/100 par exemple.

Remettre au malade une ardoise pour la conversation écrite.

Alimentation liquide au biberon ou à la sonde œsophagienne.

Surveiller les accidents pulmonaires et prévenir l'inanition.

MAXILLAIRE SUPÉRIEUR (Résection du)

Cette opération peut se combiner avec plusieurs interventions du côté des fosses nasales, en particulier avec l'extirpation des polypes naso-pharyngiens, des cancers de l'orbite, etc... Il faudra donc que l'aide soit renseigné sur les interventions qui peuvent être jointes à la résection proprement dite.

Soins préliminaires :

Peser le malade s'il y a lieu.
Accoutumer le malade au passage de la sonde œsophagienne.
Raser le malade.
Antisepsie et pansement du champ opératoire.
Antisepsie de la bouche et des fosses nasales.

Anesthésie *générale*. Elle est difficile.

Chloroforme.
Eponges montées.

Instruments :

Bistouris droits et bistouris à résection.
Ciseaux forts, droits et courbes.
Scie Larrey.
Scie à arbre avec plusieurs feuillets.
* *Deux* scies à chaine avec leurs aiguilles.
Tenaculum.
Aiguille de Cooper et aiguilles de Deschamps.
Aiguilles de Reverdin.
Ecarteurs Farabeuf et écarteurs-érignes.
Sondes cannelées, petite et grande.
Thermocautère.
Pinces hémostatiques nombreuses, dont 2 de 22 c/m.*
Pince à disséquer et pinces à griffes.
Daviers, courbe et droit. Pince à racines.
Rugines, droite et courbe.

Pinces coupantes de divers modèles.
* Pince-gouge.
Davier de Farabeuf.
Pince de Liston (*non pas la cisaille*) courbée sur le plat.
Maillet et ciseaux-burins.
Curettes.
Détache-tendons et spatule mousse à manche.
* Ouvre-bouche.

Objets divers :

Tubes à drainage moyens.
Fils à ligatures de soie, de catgut.
Fils d'argent.
Crins de Florence.

Pansement :

Matériel ordinaire de pansement.
Queue de cerf-volant de gaze antiseptique.
Collodion.
Solution boriquée sursaturée (avec la magnésie.)

Soins consécutifs :

Veiller à l'hémorrhagie primitive.
Alimentation liquide à la sonde ou au biberon.
Lavages antiseptiques de la bouche, au chloral à 1/100 par exemple.
Faire écrire sur une ardoise.
Surveiller les accidents pulmonaires.

NÉPHROTOMIE ET NÉPHRECTOMIE (voie lombaire)

Nous avons réuni ces deux opérations en un seul article pensant que dans bien des cas on ne peut affirmer si la simple incision exploratrice ne sera pas le premier temps de l'une de ces deux interventions : nous estimons qu'alors il sera précieux d'avoir préparé les instruments nécessaires à l'une et à l'autre opération. Il sera utile de consulter le chirurgien sur le choix de quelques instruments spéciaux.

Soins préliminaires :

Peser le malade s'il y a lieu.
Reconnaitre l'état du rein du côté opposé.
Raser le sujet s'il y a lieu.
Bain général.
Antisepsie et pansement de la région.
Recueillir les urines des 24 heures qui précèdent l'opération.
Elever la température de la salle d'opération.
Envelopper le malade de flanelle (jambières, etc...).
Spray phéniqué.

Anesthésie *générale :*

Chloroforme.

Instruments :

Deux bistouris droits et un convexe.
Un bistouri boutonné.
Seize pinces hémostatiques dont six de 22 centimètres.
* Ecarteurs larges, de Péan par exemple.
Ecarteurs-érignes et écarteurs Farabeuf.
Sonde cannelée.
Pince à disséquer.
Pinces à griffes.

Pince à ligaments larges courbe.
Aiguille de Cooper.
Aiguilles de Deschamps, droite et gauche.
Porte-fil courbe de Le Dentu.
Aiguille de Reverdin.
Pinces longues porte-éponges : six environ.
Ciseaux droits et courbes et ciseaux longs.
Pinces de Museux, droite et courbe.
Seringue de Pravaz.
Aspirateur Dieulafoy.
Aiguille exploratrice (d'Annandale par exemple).
Aiguilles fines à néphrorraphie et porte-aiguilles.

Objets divers :

Tubes à drainage gros et moyens.
Fils de catgut, de soie, d'argent.
Crins de Florence.
Pipette stérilisée.
Eponges fines aseptiques et compresses *id.*

Pansement :

Matériel ordinaire de pansement.
Queue de cerf-volant (gaze antiseptique).
Bandages pleins.

Soins consécutifs :

Placer sous le malade un bassin de caoutchouc.
Cerceau.
Recueillir les urines.
Surveiller l'état du rein du côté opposé.

ŒSOPHAGE (Extraction des corps étrangers de l')

Soins préliminaires :

Bromurer le malade.
Antisepsie de l'arrière-bouche s'il y a lieu.
S'assurer qu'il ne porte pas de râtelier ou de pièces dentaires artificielles.
Il peut être opéré assis ou couché, suivant qu'il y a ou non anesthésie.

Anesthésie. — N'est usitée qu'après les premières tentatives, excepté chez l'enfant (Verneuil).
Chloroforme.

Instruments :

Explorateur de Trousseau avec un jeu d'olives.
* Résonnateur œsophagien.
Panier de de Græfe.
* Instrument de Fergusson en soie de porc (pour les petits corps étrangers, arêtes, os, etc.)
Pince de Collin.

S'il y a lieu de pratiquer l'œsophagotomie.

Bistouris.
Ecarteurs et écarteurs-érignes.
Pinces à forcipressure.
Pinces à disséquer et à griffes.
Sonde cannelée.
Chasse-fil ou aiguille de Reverdin droite et courbe.
Ciseaux, droits et courbes.
* Ectopœsophage de Vacca Berlinghieri.

S'il y a abcès, curettes, etc..

Objets divers :

Porte-éponges.
Aiguilles à suture.
Fils d'argent, de soie, de catgut.
Crins de Florence.
Tubes à drainage.
Centimètre.
Verre à boire.

Pansement :

Matériel ordinaire de pansement s'il y a eu œsophagotomie.
Sonde œsophagienne molle.

Soins consécutifs :

Alimentation liquide.

ONGLE INCARNÉ

Soins préliminaires :

Remarquer s'il y a bilatéralité de la lésion.
Bain de pieds phéniqué.
Pansement.
L'opération peut se faire au lit du malade.

Anesthésie *locale* :

Cocaïne, seringue de Pravaz.
Ether (pulvérisateur).
Plus souvent sachet de sel et glace (*marteau*).

— *générale* :

Chloroforme.

Instruments (1) :

Bistouri fort à résections.
Pince à disséquer.
Pince à griffes.
* Spatule à manche.
Ciseaux droits et courbes.
Pince à pansement forte *à point d'arrêt*.
Curette tranchante ou rugine bien affilée.

Objets divers :

Fort tube de caoutchouc employé quelquefois comme procédé de constriction de la base de l'orteil (*anesthésie locale*).

Pansement :

Matériel ordinaire de pansement.
Vaseline iodoformée.

Soins consécutifs :

Cerceau.
Glace en permanence s'il y a douleurs vives.

(1) Ajouter des aiguilles et des fils à sutures pour les procédés autoplastiques.

OS. (Interventions atypiques sur les os, grattages, etc.) (1)

Soins préliminaires :

Bain général.
Raser la région s'il y a lieu.
Antisepsie et pansement du champ opératoire.
Assez souvent application de la bande d'Esmarch.

Anesthésie *générale :*

Chloroforme.

Instruments :

Thermocautère.
Bistouris droits.
Bistouris à résection.
Ciseaux droits et courbes.
Sondes cannelées, petite et grande.
Stylet aiguillé.
Ecarteurs Farabeuf et écarteurs-érignes.
Pinces hémostatiques.
Pince à disséquer.
Pinces à griffes.
Rugines, droite et courbe.
*Pince-gouge.
Pinces coupantes diverses.
*Arbre de trépan avec plusieurs couronnes.
Curettes.

(1) Nous ne pouvons qu'indiquer les diverses interventions possibles pour ostéites, ostéomyélites ; c'est ce que M. Verneuil appelle avec raison trépanation, transpanation et résection longitudinale des os. Nous comprendrons sous ce nom toute opération qui doit remédier à une lésion osseuse inflammatoire sans foyer articulaire, principalement les ostéomyélites avec séquestration.

*Perforateur à manivelle avec couronnes petites.

Ciseaux-burins droits et ciseaux-gouge, ou gouge de Mac Even.

Gouge de Legouest.

*Ciseaux forts de Vogt, de Poirier ou de Mac Even.

Maillet.

Pince à ligaments larges pour passage des drains.

Détache-tendons et spatule mousse.

Aiguille de Reverdin.

Davier droit.

Pince à séquestres ou pince à racines.

Objets divers :

Drains de divers diamètres.

Fils de soie, de catgut, de Florence, d'argent,

Sac de sable garni.

Laveur.

Pansement :

Matériel ordinaire de pansement.

Queue de cerf-volant de gaze antiseptique.

Appareil plâtré ou gouttière.

Soins consécutifs :

Surveiller l'hémorrhagie.

Maintenir le membre immobile et élevé.

Application permanente de glace suivant prescription.

Coussin sous le malade ; surveiller les eschares de décubitus.

Protéger les téguments contre la pression de l'appareil plâtré.

OSTEOTOMIE

Demander si l'opération sera uni ou bilatérale et dans ce cas préparer deux appareils plâtrés, etc.

Soins préliminaires :

Moulage ou photographie.
Bain général.
Raser la région s'il y a lieu.
Antisepsie et pansement du champ opératoire.
Appliquer l'appareil d'Esmarch suivant prescription.

Anesthésie *générale* :

Chloroforme.

Instruments :

Deux bistouris droits.
Un bistouri à résection.
Ciseaux.
* Un ténotome pointu et un mousse.
Une pince à esquilles.
Quelques pinces à forcipressure.
Jeu de ciseaux de Mac Even, Poirier ou Vogt.
Un maillet garni.
Ecarteurs Farabeuf.
Ecarteurs-érignes.
Rugines, droite et courbe.
* Scie à chaine (peu employée).
Pince à séquestres.

Objets divers :

Tubes à drainage moyens.
Sac de sable garni.
Fils de catgut, de soie, d'argent.

Fil d'argent fort.
Crins de Florence.
Mètre.

Pansement :

Matériel ordinaire de pansement.
Gouttière garnie.
Appareil plâtré (ou deux) (1).

Soins consécutifs :

Coussin sous le siège et planche sous le matelas.
Cerceau.
Surveiller l'hémorrhagie.
Assurer la stabilité du membre (coussins, etc.).
Elévation du membre s'il y a lieu.
Protéger les parties molles contre la pression de l'appareil (eschares).
Surveiller les eschares de decubitus.
Prendre ultérieurement mesure pour un appareil s'il y a lieu.

(1) L'appareil de Scultet n'est plus guère usité.

OVARIOTOMIE

Il est toujours prudent, lorsque le diagnostic n'est pas ferme, de préparer les instruments nécessaires à l'hystérectomie abdominale et aux opérations abdominales atypiques, principalement celles qui concernent les annexes; c'est alors une véritable laparotomie pour tumeur abdominale d'origine douteuse dont il s'agit. (*voyez ce mot*).

Soins préliminaires :

Peser la malade s'il y a lieu.

S'informer de l'époque des règles.

Bain général.

Purgation.

Raser la malade; antisepsie et pansement du champ opératoire (nombril en particulier), et antisepsie vaginale.

Elever la température de la salle d'opération.

Spray phéniqué.

Veiller *soi-même* à la préparation des objets accessoires, compresses bouillies, éponges, etc..

Enveloppement des jambes dans des jambières de flanelle, chemise de flanelle, etc.).

Sonder la malade *immédiatement* avant l'opération ou devant le chirurgien.

Quelques chirurgiens opèrent assis sur des escabeaux et préfèrent un *lit spécial*, celui de Mariaud par exemple.

Anesthésie *générale :*

Chloroforme à petites doses si l'opération doit être de longue durée; éviter les efforts de vomissement; songer à la syncope possible au moment du lavage du péritoine.

Instruments :

Bistouris droits et boutonné.
Ciseaux forts, droits et courbes.
Pinces à disséquer et à griffes.
Pinces à forcipressure de modèle ordinaire (12) et pinces id. de 22 cm. à anneaux dorés (12).
Sonde cannelée.
Trocart à hydrocèle et seringue de Pravaz.
Aspirateur Dieulafoy.
* Pince courbe de Terrillon pour éponge dans le cul-de-sac vésico-pubien.
Trocart de Kœberlé et grand appareil aspirateur.
Pinces droites et courbes de Terrier, Richelot ou Doyen, etc..
Ecarteurs de Péan et * écarteurs ordinaires.
Erignes montées.
Pinces à kyste de Nélaton.
*Pinces en T et en losange.
Aiguilles de Deschamps et de Cooper à long manche.
Aiguilles droite et courbe de Reverdin, de Larger, etc..
Aiguilles tubulées.
Valves vaginales.
* Thermocautère.

Objets divers :

Fils de catgut, de soie, d'argent.
Gros fils d'argent en tubes pour sutures des parois abdominales.
Crins de Florence.
Drains moyens et gros.
Sonde de femme en verre et sonde uréthrale en caoutchouc.
Irrigateur.

Seau.
Vaseline.
Eponges montées fines spéciales.
Compresses fines aseptiques.

Pansement:

Matériel ordinaire de pansement.
Bandages de corps en flanelle.
Queue de cerf-volant en gaze antiseptique.
Faire uriner la malade.

Soins consécutifs :

Le lit sera garni d'une toile imperméable et chauffé, comme la chambre de la malade.

Veiller à la tranquillité de l'opérée.

Placer un coussin sous le siège (surveiller les eschares de décubitus.

Placer un cerceau au-dessus de l'abdomen.

Alimentation légère et liquide, quelquefois au biberon ; glace, champagne, suivant les indications du chirurgien,

Administration de l'opium, *id.* injections hypod. de morphine, *id.*

Sonder la malade, *id.*

Surveiller les accidents pulmonaires.

Peser la tumeur.

Faire porter une ceinture abdominale à la sortie.

PERINÉORRAPHIE

Consulter le chirurgien sur les instruments spéciaux qu'il a l'habitude d'employer.

Soins préliminaires :

Moulage ou photographie.
S'informer de l'époque des règles.
Purger la malade la veille de l'opération.
Bain général.
Administrer un lavement le matin.
Raser la région s'il y a lieu.
Antisepsie et pansement du champ opératoire.
Sonder la malade.
Tampon vaginal antiseptique.
Quelquefois lit spécial.
Position de la taille.

Anesthésie *générale* :

Chloroforme.
Locale.
Seringue de Pravaz ; œillère ; cocaïne.

Instruments :

Plusieurs bistouris fins.
Ciseaux, droits et courbes.
Ecarteurs-érignes.
• Râteaux spéciaux pour enrouler le lambeau d'avivement (Martin).
Curette tranchante ou à avivement.
Pinces à griffes.
Pinces à forcipressure (quelques unes).
Aiguilles de Reverdin.
Aiguilles à suture spéciales et porte-aiguilles.
Aiguilles d'Emmet : deux courbures différentes.

Objets divers :

Deux sondes en gomme n° 16 baignées dans l'éther iodoformé.
Boutons.
Tubes de Galli ou plombs perforés.
Pince à écraser les plombs.
Plaques de plomb.
Sonde en caoutchouc rouge (1). Fosset. Fils de coton.
Serres-fines spéciales (2).
Coussin pour soutenir le périnée élevé.

Pansement :

Irrigateur.
Queue de cerf-volant en gaze antiseptique.
Bandages de corps et en T.
Matériel ordinaire de pansement.

Soins consécutifs :

Sonde à demeure suivant prescription.
Lit garni d'une toile imperméable.
Coussin de caoutchouc sous le siège.
Attacher ensemble les deux membres inférieurs.
Irrigations vaginales sur indications du chirurgien.
Administration d'opium suivant prescription.
Prescrire la continence pendant un certain laps de temps après la sortie.

(1) La nouvelle sonde de Pezzer peut rendre des services.
(2) Employées encore quelquefois par quelques chirurgiens.

PHIMOSIS

Soins préliminaires :

Raser le sujet.
Injections sous-préputiales antiseptiques nombreuses.
Bains de verge dans le sublimé à 1/1000.
Toilette du sillon balano-préputial s'il y a lieu.
Faire uriner le malade avant l'opération.

Anesthésie *générale* :

Chloroforme.
Ou *locale* :
Cocaïne.
Ether (Pulvérisateur Richardson).

Instruments :

*Bistouri.
Ciseaux forts.
Stylet ou sonde cannelée.
Pinces à forcipressure.
Deux pinces à griffes.
*Pince spéciale dite à phimosis.
*Serres-fines petites, de préférence coudées : 16 environ.
*Serres-fines moyennes : 2 (pour le frein).
Aiguille fine de Reverdin ou aiguilles montées fines.

Objets divers :

Sonde en caoutchouc rouge.
Fils de soie, de catgut.
Crins de Florence.
Bassin triangulaire.
Laveur.
Pinceau de blaireau pour la toilette du sillon.

Pansement :

Une bande de tarlatane de 3 doigts de largeur.
Bandage de corps. — Bandage en T.
Matériel ordinaire de pansement.
Faire uriner le malade avant d'appliquer le pansement.

Soins consécutifs :

Garnir le lit d'une toile imperméable
Placer un cerceau sous les draps.
Administrer bromure ou opium suivant prescription (1).
Eau froide en permanence sur l'abdomen suivant prescription.
Surveiller les mictions du malade.
Songer à la rétention d'urine possible.

(1) Nous conseillons seulement au malade d'éviter de céder au sommeil. Voyez notre travail « *De la circoncision chez l'adulte.* » 1891, pour la technique, les soins préliminaires et consécutifs de cette opération.

POLYPES NASO-PHARYNGIENS

Consulter le chirurgien sur les temps probables de l'opération, sur les résections osseuses possibles (maxillaire supérieur), la réfection du voile du palais, sur l'emploi des appareils d'exérèse non sanglante, galvanocautère, écraseur, etc., sur la *trachéotomie* préalable (voyez ces divers paragraphes).

Soins préliminaires :

Habituer le malade au maintien de la sonde œsophagienne à demeure.

Raser le malade s'il y a lieu.

Lavages antiseptiques de la bouche et des fosses nasales.

Anesthésie *générale* :

Chloroforme.

Eponges montées.

Assurer la situation déclive de la tête.

Instruments :

*Ceux nécessaires à la trachéotomie s'il y a lieu.

*Galvanocautère (anses et couteaux).

Thermocautère (couteaux droits et courbes).

*Ouvre-bouche.

*Serre-nœuds divers et polypotome de Vilde, par exemple.

*Ecraseurs droit et courbe de Chassaignac.

Pinces à forcipressure nombreuses, petites et longues.

Pinces porte-éponges longues.

Pinces à disséquer, courtes et longues.

Pinces à griffes, id.

Daviers, courbe et droit.

Pince à racines.

Davier de Farabeuf.

Pince forte à polypes.

Sondes cannelées, petite et grande.

Pince de Liston et pinces coupantes.
*Pince courbe de Terrier.
*Scie à chaine et son aiguille.
Scie de Larrey.
Tenaculum.
Aiguilles de Cooper et de Deschamps montées.
Aiguille de Reverdin.
Bistouris droits de trousse et bistouris longs.
Bistouris à résection et bistouri serpette de Farabeuf.
Rugines, droite et courbe ; détache-tendons ; spatule mousse à manche.
Ecarteurs et écarteurs-érignes.
Ciseaux-burins, ciseaux-gouge et maillet.
*Pince-gouge.
Gouge Legouest.
Ciseaux forts et ciseaux longs, droits et courbes.
Pince à séquestre.
Elévatoire.
Pinces de Museux, droite et courbe.
Curettes.

Objets divers :

Tubes à drainage moyens.
Fils de soie, de catgut, d'argent.
Crins de Florence.

Pansement :

Matériel ordinaire de pansement.
Queue de cerf-volant (gaze antiseptique).
Sonde œsophagienne.

Soins consécutifs :

Surveiller l'hémorrhagie.
Alimentation par la sonde ou au biberon.
Donner une ardoise au malade.
Surveiller les accidents pulmonaires.

PONCTION EN GÉNÉRAL

Ce paragraphe est également applicable à la thoracentèse.

Soins préliminaires :

Antisepsie et pansement du champ de la ponction.
L'opération se fait souvent au lit du malade.

Anesthésie :

En général : non usitée ; cela dépend des cas.

Instruments :

Seringue de Pravaz.
Trocart à hydrocèle.
Aspirateur Potain ou Dieulafoy, essayé au préalable.
Ciseaux.

Objets divers :

Bassin réniforme en caoutchouc.
Huile phéniqué.
Verre à expériences (1).
Pipette stérilisée.

Pansement :

Ouate phéniquée.
Collodion.
Baudruche.
Pinceaux.
Bandages pleins divers et bandage de corps.

Soins consécutifs :

Suivant les indications du chirurgien.

(1) La ponction pouvant être suivie d'une injection modificatrice, on devra sur indication du chirurgien se munir de diverses solutions, éther iodoformé, teinture d'iode, etc.

RECTOTOMIE LINÉAIRE

Soins préliminaires :

Peser le malade s'il y a lieu.
Bain général.
Raser s'il y a lieu.
Lavages du rectum.
Antisepsie et pansement de la région.
Position latérale ou position de la taille.

Anesthésie *générale :*

Chloroforme (voy. *Fistule anale*).
Coussin pour l'anesthésie en décubitus latéral.

Instruments :

Thermocautère.
Grande sonde cannelée.
Bistouri droit.
Pinces hémostatiques (quelques-unes).
Ciseaux droits et courbes.
Ecarteurs Farabeuf.
* Ecarteurs-érignes.
*Gorgeret ébène ou métal.

Objets divers :

Fils de soie, de catgut, de Florence, d'argent.
Vaseline.
Grosse sonde en caoutchouc rouge pour cathétérisme rectal.
Une sonde uréthrale.

Pansement :

Appareil pour le lavage rectal avec canule rectale.
Vaseline iodoformée.
Mèche (M. Verneuil en rejette l'emploi).

Bandage de corps et en T.
Matériel ordinaire de pansement.
Pinceaux.

Soins consécutifs :

Lit garni.
Coussin de caoutchouc ou matelas d'eau.
Cerceau.
Veiller dans les 24 premières heures à la rétention d'urine possible.
Lavages ou pulvérisations phéniquées s'il y a lieu.
Conserver les selles.

RÉSECTIONS ARTICULAIRES

Soins préliminaires :

Moulage ou photographie.
Peser le malade s'il y a lieu.
Raser s'il y a lieu le champ opératoire.
Purger le malade qui devra garder le repos.
Antisepsie et pansement du champ opératoire.
Appliquer la bande d'Esmarch.

Anesthésie *générale :*

Chloroforme.

Instruments (1) :

Thermocautère.
Bistouris droits.
Bistouris à résection.
* Ténotome pointu et mousse.
* Scie à dos mobile.
Scie à arbre avec plusieurs feuillets.
Scie de Larrey.
* Scie à chaîne avec son aiguille (peu employée).
Davier de Farabeuf.
* Davier porte-à-faux, *id.*
Pince-gouge.
Pinces coupantes ; pinces et cisailles de Liston.
Gouge de Legouest et ciseau-gouge de Trélat.
Ciseaux-burins ; ciseaux de Mac Even.
* Gouge trouée de Farabeuf.
Davier français droit.
* Pince à drain de Lister.
Sondes cannelées, petite et grande, et sonde cannelée courbée.
Pince à disséquer et pinces à griffes.
Ecarteurs de Farabeuf et écarteurs-érignes.

(1) *Remarque.* — Sur la demande du chirurgien ajouter les instruments nécessaires à l'amputation.

Quelques pinces à forcipressure.
* Bistouri serpette de Farabeuf.
Aiguilles de Reverdin droite et courbe.
Maillet.
Curettes diverses.
* Perforateur à manivelle.
Détache-tendons et spatule à manche.
Rugines de Farabeuf, d'Ollier, droites et courbes.
Ciseaux forts droits et courbes.

Objets divers :

Appareil d'Esmarch ou de Nicaise.
Tubes à drainage moyens.
Fils de catgut, de soie, d'argent.
Gros fil d'argent.
Crins de Florence.
Attelle-billot garnie pour résection du genou.
Mètre.

Pansement :

Matériel ordinaire de pansement.
Gouttière ouatée : (on peut employer la gouttière de Bonnet pour la résection de la hanche).
Appareil plâtré.
Chlorure de zinc (solution).

Soins consécutifs :

Garnir le lit d'une toile imperméable.
Placer sous le siège un coussin de caoutchouc : planche sous le matelas.
Placer le membre sur des coussins en position élevée.
Protéger l'articulation par un cerceau.
Surveiller l'hémorrhagie.
Protéger les parties molles contre la pression de l'appareil plâtré (eschares).
Surveiller l'état des poumons.
Surveiller les eschares de décubitus.
Prendre ultérieurement mesure pour un appareil.

SEIN (**Amputation totale ou partielle**)

Soins préliminaires :

Peser la malade s'il y a lieu.

Bain général.

Raser l'aiselle et antisepsie soignée de la région axillaire.

Antisepsie et pansement préopératoire de la région.

Anesthésie *générale :*

Sauf indications spéciales. (Chloroforme).

Instruments :

Thermocautère (très rarement employé).

Bistouris droits.

Ecarteurs de Farabeuf et écarteurs-érignes.

Pince à disséquer.

Pinces de Museux droites et courbes.

Pinces à griffes.

Ciseaux droits et courbes forts.

Tenaculum.

Sonde cannelée.

Pinces à forcipressure nombreuses.

Aiguille de Cooper montée.

Aiguilles de Deschamps droite et gauche montées.

Aiguilles de Reverdin, droite et courbe.

* Sonde cannelée de Félizet.

* Pince courbe de Terrier pour le passage des drains.

Curette de Volkmann.

* Spatule mousse à manche.

Objets divers :

Tubes à drainage divers.

Fils d'argent, de catgut, de soie.

Crins de Florence.

Bassins réniforme et triangulaire.

Pansement :

Bandage de corps, de préférence en flanelle ; écharpes.
Matériel ordinaire de pansement.
Collodion.
Queue de cerf-volant en gaze antiseptique.

Soins consécutifs :

Surveiller l'hémorrhagie.
Assurer l'immobilité du bras.
Ne relâcher le pansement que s'il y a réellement urgence et non sur les plaintes de la malade.
Pulvérisations phéniquées s'il y a lieu (1).

(1) Dans les cas de pansement antiseptique ouvert.

STAPHYLORRAPHIE

Chaque chirurgien employant volontiers pour cette opération des instruments spéciaux, l'aide devra demander quelques indications avant l'acte opératoire. Nous ne pouvons par suite donner que des indications générales. Il y aura lieu de savoir si l'opération doit ou non se compliquer d'uranoplastie ; on trouvera d'ailleurs dans les catalogues les instruments spéciaux réservés à ce genre d'opération.

Soins préliminaires :

Moulage ou dessin.

Lavages antiseptiques de la bouche et des fosses nasales.

Faire la veille (Polaillon) les incisions libératrices ad'alvéolaires.

Prévenir le malade de la possibilité d'opérations consécutives et de la nécessité d'une étude ultérieure spéciale pour corriger le nasonnement.

Anesthésie *générale* :

Chloroforme.

Plus rarement locale. Seringue de Pravaz, œillère, cocaïne.

Assurer la déclivité de la tête.

Eponges montées.

Instruments :

Ouvre-bouche (1).

Bistouris spéciaux droits.

* Bistouris spéciaux coudés.

* Rugines spéciales droite et gauche de Trélat et d'Ollier.

Pinces à griffes spéciales.

Chasse-fil.

(1) Ces appareils sont fort nombreux et il faut le dire en général peu parfaits : vous ferez donc bien de vous munir de celui que vous indiquera l'opérateur ; en général les plus simples sont les meilleurs ; le modèle dit américain est un des plus pratiques.

Ciseaux spéciaux, de Roux par exemple, droits et courbes.

Tord-fil de Denonvilliers.

Ajusteur de Sims ou fulcrum.

Crochet mousse à long manche (de Sims ordinairement).

* Aiguille spéciale de Trélat.

Un bistouri court à résection.

Détache-tendons.

Ciseaux ordinaires.

Porte-éponges.

Quelques pinces longues à forcipressure.

Objets divers :

Laveur.

Petites aiguilles droites et courbes spéciales et porte-aiguilles.

Boutons.

Tubes de Galli ou plombs perforés.

Fils d'argent, de soie, de catgut.

Crins de Florence.

Pince pour écraser les plombs.

Thermocautère (le tenir prêt seulement).

Pinceaux montés.

Solution d'antipyrine comme hémostatique.

Pansement :

Solution de chloral à 1/100.

Soins consécutifs :

Lavages de la bouche avec la solution indiquée par le chirurgien.

Surveiller l'hémorrhagie, surtout chez les enfants.

Alimentation liquide.

Quelquefois nettoyage délicat de la plaie avec des pinceaux.

Quelquefois faire porter ultérieurement un appareil de prothèse.

TAILLE HYPOGASTRIQUE (1)

Soins préliminaires :

Reconnaitre l'état des reins.
Bain général.
Raser le patient.
Purgation.
Antisepsie du champ opératoire.
Pansement préopératoire.
Le siège du malade doit reposer sur un coussin élevé.

Anesthésie *générale :* Chloroforme.

Locale ? (Seringue de Pravaz, œillère, cocaïne).

Instruments :

Bistouris droits.
Bistouri boutonné.
Aiguilles de Reverdin, droite et courbe.
Quelques pinces hémostatiques.
Sonde cannelée.
Pince à disséquer.
Plusieurs pinces à griffes.
Explorateur Guyon.
Sonde à robinet.
Bouton conducteur à crête et à curette.
Ecarteurs vésicaux (de Bazy par exemple.) ou écarteurs ordinaires.
Tenette.

(1) Nous n'avons en vue que la taille hypogastrique ayant pour objet l'extraction d'un calcul, d'un corps étranger, et non l'extirpation d'une tumeur vésicale pour laquelle nous signalons seulement la curette de Guyon.

Ciseaux droits et courbes.
Curette spéciale de Guyon (pour tumeurs).

Objets divers :

Tubes à drainage géminés.
Tubes de caoutchouc pour ligature de la verge.
Sondes en gomme.
Sondes en caoutchouc et sondes de Pezzer.
Mandrins.
Seringue vésicale à double ajutage.
Un long et solide fil de soie avec aiguille courbe.
Fils de soie, de catgut, d'argent.
Bassins en caoutchouc, réniforme et triangulaire.
Ballons de Petersen.
Huile phéniquée.
Fils pour fixer les sondes.

Pansement :

Collodion.
Pinceaux.
Matériel ordinaire de pansement.
Bandages ouatés pleins.

Soins consécutifs :

Garnir le lit d'une toile imperméable.
Matelas d'eau ou coussin de caoutchouc.
Cerceau pour empêcher le contact des draps avec l'abdomen.
Recueillir les urines du malade.
Surveiller l'état des reins.

TÉNOTOMIE

Elle nécessite des instruments différents suivant qu'elle doit être faite à ciel ouvert ou qu'elle sera sous-cutanée. L'aide devra donc obtenir auparavant cette indication.

Soins préliminaires :

Moulage on photographie.
Bain général.
Raser la région s'il y a lieu.
Antisepsie du champ opératoire.
Pansement préopératoire.
L'opération se fait quelquefois au lit du malade.

Anesthésie *générale* **:**

Chloroforme.
Ou *locale* :
Cocaïne. Seringue de Pravaz, œillère.
Ether. Pulvérisateur Richardson.

Instruments :

Ténotome aigu.
Ténotome mousse.
Bistouri droit.
Quelques pinces à forcipressure.
Aiguille de Reverdin.
Ecarteurs-érignes.
Sonde cannelée.
Deux pinces à griffes.
Ciseaux droits et courbes de trousse.

Objets divers :

Fils d'argent, de catgut, de soie.
Crins de Florence.
Mètre.

Pansement :

Matériel ordinaire de pansement.
Collodion.
Baudruche. Pinceaux.
Attelles ou gouttière garnie.
Appareil plâtré.

Soins consécutifs :

Surveiller la compression exercée par l'appareil inamovible (eschares).

Surveiller la solidité de l'appareil et empêcher la flexion consécutive.

Prendre ultérieurement mesure pour un appareil s'il y a lieu.

TRACHÉOTOMIE

Soins préliminaires :

Bon éclairage du lit d'opération.
Raser le malade s'il y a lieu.
Antisepsie et pansement préopératoire de la région.
Si l'opération a lieu la nuit, se munir de *plusieurs* lampes.
En cas d'urgence elle se fait quelquefois au lit du malade.

Anesthésie *générale* :

Chloroforme.
Ou *locale* :
Cocaïne. Seringue de Pravaz, œillère.
Ether (peu employé). Pulvérisateur Richardson.

Instruments (1) :

Deux bons bistouris droits.
* Un bistouri boutonné.
* Thermocautère (2)
Deux ou trois pinces à forcipressure.
Pince à disséquer.
Sonde cannelée.
Ecarteurs Farabeuf.
Dilatateur de la trachée.

(1) Il n'est pas sans intérêt d'indiquer l'instrumentation primitive dont on peut se contenter en cas d'extrême urgence : Un canif (bistouri) deux épingles à cheveux recourbées ou crochets quelconques (écarteurs) un tuyau de plomb à demi fendu (canule). On pourra ainsi parer aux accidents immédiats en attendant l'ar-

Canules de différents calibres *garnies* (de préférence de Krishaber).
Aiguille de Reverdin.
Deux pinces à griffes.
Ciseaux.

Objets divers :

Un billot garni ou un coussin dur et épais (1).
Ecouvillons.
Baleine porte-éponge.
Fils d'argent, de soie, de catgut.
Crins de Florence.

Pansement :

Matériel ordinaire de pansement.
Collodion.

Soins consécutifs :

Entretenir la propreté et la perméabilité de la canule.
Veiller à l'alimentation du malade.
Eviter toute cause de refroidissement.
Plastron de flanelle ou d'ouate.
Entretien d'un linge humide au-devant de la canule.
Remettre une ardoise au malade.
Surveiller les accidents pulmonaires.

(1) Il peut être remplacé par une bouteille enveloppée de serviettes s'il s'agit d'un enfant.

Remarque. — Lorsqu'on pratique la trachéotomie préalable pour opération du côté des fosses nasales, de la cavité buccale, du larynx, la canule-tampon de Trendelenburg peut devenir nécessaire.

TRÉPANATION DU CRÂNE (1)

Soins préliminaires :

Raser le malade.
Antisepsie *soignée* du cuir chevelu (éther).
Pansement préopératoire de la région.

Anesthésie *générale* ou *locale* suivant les cas.

Chloroforme.
Cocaïne. Seringue de Pravaz, œillère.
Ether. Pulvérisateur Richardson.

Instruments : (2).

Deux bistouris droits.
Deux bistouris à résection.
Rugines, droite et courbe.
Dix pinces à forcipressure.
*Tenaculum.
Ecarteurs et écarteurs-érignes.
Pince à disséquer.
Deux pinces à griffes ou dents de souris.
Une sonde cannelée.
Un stylet.
Aiguille de Cooper.
Aiguille de Deschamps.
Aiguille de Reverdin.
Curette mousse.
Maillet.
*Ciseaux de Mac Even.

(1) Il sera bon d'avoir revu récemment un résumé de topographie crânio-cérébrale et les indications précises sur la détermination pratique des divers points de l'écorce cérébrale

Ciseaux à froid de Vogt ou de Poirier.
Ciseau-gouge
*Arbre de trépan et plusieurs couronnes.
* Appareil de Farabeuf pour agrandir les couronnes de trépan.
Elévatoire.
* Pince-gouge de Roux ou Péan.
Tire-fond.
* Brosse pour sciure osseuse.
Ciseaux.

Objets divers :

Crayon dermographique.
Sac de sable garni ou un coussin résistant.
Fils d'argent, de soie, de catgut.
Crins de Florence.
Drains petits et moyens.
Bassin réniforme en caoutchouc durci.
Décimètre.

Pansement :

Collodion.
Matériel ordinaire de pansement.
Pinceaux.

Soins consécutifs :

Vessie de glace en permanence s'il y a lieu.
Administration d'opium *id.*
Alimentation au biberon *id.*
Veiller à la constipation *id.*

TUMEURS DIVERSES (1) (Extirpation)

Soins préliminaires :

Bain général.
Raser la région s'il y a lieu.
Antisepsie du champ opératoire.
Pansement préopératoire, la veille du jour désigné pour l'opération.

Anesthésie *générale* ou *locale* suivant les cas :

Chloroforme.
Cocaïne. Seringue de Pravaz, œillère.
Ether. Pulvérisateur Richardson.

Instruments (2) :

Deux bistouris droits.
Un bistouri à résection.
Pinces hémostatiques en nombre variable.
Une sonde cannelée de trousse.
Sonde cannelée grande.
Pince à disséquer.
Deux pinces à griffes.
Ciseaux forts, droits et courbes.
*Petits ciseaux à iridectomie, courbes et mousses.
*Pince à ligaments larges, courbe (pour le drainage).

(1) On conçoit qu'il soit impossible d'indiquer l'instrumentation nécessaire pour l'ablation de toutes les tumeurs grosses ou petites, du kyste sébacé ou de l'enchondrôme de la parotide ; nous avons dû choisir un moyen terme et indiquer quelques instruments, ciseaux à iridectomie par exemple, qui utiles dans l'extirpation des tumeurs de petit volume seraient à supprimer dans une extirpation de tumeur volumineuse.

(2) Dans quelques cas il y aura lieu d'y joindre le thermocautère,

Pinces de Museux, droite et courbe [1].
Aiguille de Cooper, armée.
Aiguilles de Deschamps, droite et gauche armées.
*Tenaculum.
*Sonde cannelée de Felizet.
Ecarteurs.
*Ecarteurs-érignes.
Aiguille de Reverdin.
*Spatule mousse.
Curette tranchante.
Aiguilles à sutures et porte-aiguilles.

Objets divers.

Drains de divers calibres.
Fils d'argent, de soie, de catgut.
Crins de Florence.
Bassin réniforme.

Pansement :

Queue de cerf-volant de gaze iodoformée
Collodion. Pinceaux. Baudruche.
Matériel ordinaire de pansement.
Bandage de corps, en T, etc..., écharpes.
Bandes de flanelle.
Pâte de Canquoin.

Soins consécutifs :

Garnir le lit d'une toile imperméable.
Placer un cerceau s'il en est besoin.

(1) N'oubliez pas que les pinces de Museux doivent être à point d'arrêt.

URÉTHROTOMIE EXTERNE

Soins préliminaires :

Bain général.
Raser le champ opératoire.
Antisepsie et pansement de la région.
Lavage antiseptique de l'uréthre suivant indications du chirurgien.

Anesthésie *générale :*

Chloroforme.
— *locale* peu employée :
Cocaïne (seringue de Pravaz), œillère.

Instruments (1) **:**

Bistouris droits.
Ecarteurs et écarteurs-érignes.
Conducteur de Syme.
Pince à disséquer.
Pinces à griffes.
Stylet.
Sonde cannelée.
*Sonde cannelée spéciale de Guyon.
Aiguille de Reverdin.
Pinces à forcipressure.
Curette fine.
Ciseaux.

Objets divers :

Sondes en caoutchouc et en gomme diverses ; sondes de Pezzer.
Bougies filiformes.

Mandrins divers.

Fils d'argent, de soie, de catgut, de Florence.

Drains moyens et petits.

Bassin triangulaire.

Huile phéniquée.

Fosset.

Fil pour fixer la sonde (1).

Solution d'iodure de potassium et d'acétate de plomb (2).

Pansement :

Matériel ordinaire de pansement.

Bandage en T.

Soins consécutifs :

Le lit devra être soigneusement garni et les alèzes souvent changées.

Lavages uréthraux s'il y a lieu.

Surveiller la température du malade.

L'aide ne devra point retirer la sonde en l'absence du chirurgien sauf indication contraire.

Pulvérisations phéniquées s'il y a lieu.

Prescrire au malade la dilatation consécutive *après l'y avoir exercé.*

(1) La mise à demeure d'une sonde suppose toujours la présence d'un urinal : nous le mentionnerons une fois pour toutes.

(2) Conseillée par Le Fort pour la recherche du bout postérieur dans les cas difficiles ; l'administration d'iodure de potassium peut faire alors partie des soins préliminaires.

URÈTHROTOMIE INTERNE

Soins préliminaires :

Reconnaitre l'état des reins.
Bain général.
Purgation et lavement suivant indications.
Quelques chirurgiens font fixer la bougie armée dès la veille.
Lavages antiseptiques de l'urèthre.
On opère souvent le malade dans son lit ; le siège doit être élevé sur un coussin.

Anesthésie *générale :* N'est pas admise par tous les chirurgiens.
Chloroforme :
— *locale :*
Cocaïne. Est peu employée et mérite d'être étudiée.

Instruments :

Un cathèter spécial à coulisse (Maisonneuve).
Deux ou trois lames uréthrotomes.
Plusieurs bougies armées (vérifiées).
Un conducteur droit se vissant sur les bougies.
Ciseaux.

Objets divers :

Une sonde en gomme à bout coupé, n° 18 ou 20.
Une seringue vésicale.
Fils pour fixer la sonde.
Bassin triangulaire.
Fosset.
Huile phéniquée.
Solution boriquée sursaturée (par la magnésie)

Soins consécutifs :

Cerceau et lit garni.
Lavages de l'urèthre suivant prescription.
Surveiller le maintien de la sonde à demeure.
Supprimer la sonde au bout de 24 heures, suivant indications du chirurgien.
En cas de frisson, administrer le sulfate de quinine.
Recueillir les urines si elles sont sanglantes.
Surveiller l'état des reins.
Prescrire au malade la dilatation consécutive *après l'y avoir exercé.*

Note. — Il est superflu d'indiquer l'urinal que l'aide doit toujours faire figurer dans la nomenclature chaque fois qu'il reste après l'opération une sonde à demeure. Cette remarque s'applique à tous les paragraphes où elle peut devenir nécessaire.

VESSIE (Ponction de la)

Soins préliminaires :

Consulter l'état des reins.
Raser le malade ?
Antisepsie et pansement du champ opératoire.
L'opération se fait le plus souvent au lit du malade.

Anesthésie :

Non usitée.

Instruments :

Seringue de Pravaz.
Trocart à très faible diamètre.
*Aspirateur Potain ou Dieulafoy vérifié au préalable.
Ciseaux.

Objets divers :

Sondes en gomme.
Sondes en caoutchouc.
Mandrins.
Bougies armées.
Appareil de Le Fort pour fixer les sondes.
Bassin en caoutchouc triangulaire.
Verre à expérience.
Huile phéniquée.

Pansement :

Eau phéniquée.
Ouate.
Collodion.
Bandage de corps.
Pinceaux.
Baudruche.

Soins consécutifs :

Cerceau pour soutenir les draps du lit.
Surveiller l'état des reins.

TROISIÈME PARTIE

APPENDICE

CHAPITRE PREMIER

Dans tout le cours de cet ouvrage nous nous sommes limité, comme l'a déjà pu remarquer le lecteur, à des généralités qui n'excluaient point pourtant un certain respect des détails, mais nous ne sommes entré comme nous l'avions promis dans notre introduction dans aucune description des instruments non plus que des procédés de grande chirurgie qui restent exclusivement du domaine de l'opérateur auquel nous n'aurions point eu la prétention de dicter une ligne de conduite. Nous avons renvoyé pour cela aux livres spéciaux qui abondent et dont beaucoup sont bons (1).

Nous aurions pu ne pas rester dans la même réserve à l'égard des procédés de petite chirurgie dont la description théorique est toujours bien faite mais

(1) Voyez une note de la page 10.

dont la pratique est en général moins étudiée : nous devons à la vérité de dire que les nouveaux *Manuels* ont comblé en partie cette lacune en traitant à fond la question des pratiques antiseptiques (1).

En fait, quels sont les points qui, en petite chirurgie, intéressent le plus directement l'assistant ?

En premier lieu la préparation antiseptique des instruments et des pansements, étude faite déjà dans plusieurs ouvrages (2), le choix des instruments, question que nous avons conscience d'avoir traité avec suffisamment de détails. Nous supposons connue de lui la pratique des bandages puisqu'il s'agit de l'aide éclairé, de l'aide modèle, *rara avis* ! qui a lu et retenu..

Ce n'est pas tout encore. A notre époque de chirurgie audacieuse où l'intérêt se porte beaucoup plus qu'autrefois sur l'acte opératoire, les chirurgiens se laissent volontiers entraîner à considérer du domaine de l'aide, à ranger dans les soins consécutifs, deux des temps de l'opération à notre humble avis des plus importants, *l'hémostase* et la *suture* : c'est toujours l'aide le plus éclairé qui en est chargé, et bien à raison, car c'est la tâche la plus délicate.

De nombreuses et récentes discussions ont mis à l'ordre du jour la question de la *chloroformisation*. Nous ne les rappellerons pas pour ne pas sortir du cadre que nous nous sommes tracé : nous dirons

(1) Voyez Chavasse. *Nouveaux éléments de petite chirurgie* et les nombreux traités analogues.

(2) Voyez à ce sujet une note de la page 9.

seulement qu'il en ressort de l'avis général, opinion que nous partageons d'autant plus que nous l'avons souvent émise, que les accidents sont d'une fréquence extrême et les morts non exceptionnelles, et l'on admettra avec nous que si l'assistant déjà exercé a pu se faire une opinion et une pratique, le jeune aide à ses débuts ne saura où trouver une règle de conduite précise qui sauvegarde ses premiers essais, quitte à la délaisser plus tard s'il en reconnaît une meilleure.

Enfin, il nous est arrivé trop souvent de voir combien était ignorée par la plupart des élèves la *confection non des appareils plâtrés mais d'un plâtre type*, combien leur pratique s'écartait des règles techniques des mouleurs, pour n'avoir pas mis à profit depuis longtemps l'enseignement si pratique et si précis de notre cher maître M. le professeur le Fort. Nous n'exagérerons rien en disant que sur 100 appareils plâtrés plus de 80 sont mal faits, nous voulons dire ne sont point faits dans des conditions favorables à leur solidité et à leur conservation, bien que ces deux qualités puissent être assez souvent obtenues.

Les considérations précédentes légitimeront les quatre chapitres qui suivent, peut-être un peu étrangers à l'allure générale de cette publication, sortant un peu de son cadre, mais de tout ce qui intéresse l'éducation de l'aide modèle... *nihil a me alienum puto.*

Nous y traiterons successivement, en courts paragraphes très résumés. la *chloroformisation*, l'*hémostase*, la *suture* et la *confection de l'appareil plâtré* (1).

ARTICLE Ier

ADMINISTRATION DU CHLOROFORME

« *Chacun chloroformise à sa manière* » répétent quelques chirurgiens. La chose est vraie sans doute et beaucoup plus vraie que le corollaire « *et tous les moyens sont bons.* » Evidemment on ne peut affirmer qu'il y ait une seule manière de chloroformiser et que ce soit la bonne ; mais cependant il est permis, suivant le sentiment que l'on a à cet égard, de tracer une ligne de conduite dont le jeune aide sans expérience ne devra guère se départir. Ce n'est donc qu'une conduite personnelle que l'on peut exposer : c'est là son seul défaut.

L'aide chloroformisateur doit bien avoir présent à l'esprit ce fait que les accidents et les désastres sont d'une *incontestable fréquence* ; qu'ils sont *souvent* le résultat d'une syncope, d'une apoplexie pulmonaire, d'un réflexe ; qu'ils *peuvent se produire* sous l'influence d'une maladie propathi-

(1) On décrit beaucoup dans les *Traités de petite chirurgie* les sutures et non la suture, les appareils plâtrés et non le plâtre etc..., ce sont ces chapitres que nous avons ébauchés sans pouvoir leur donner toute l'étendue que cependant ils mériteraient mais qui ne peut trouver place dans un travail du genre de celui ci.

que cardiaque, pulmonaire, etc. ; qu'*exceptionnellement* peut être jamais ils surviennent à la suite de l'administration d'un chloroforme impur ; que *dans la grande majorité des cas* ils sont dûs à la légèreté, à l'inexpérience, voire même à la brutalité du chloroformisateur. Nous n'aurions pas dit toute notre pensée si nous n'avions pu citer les lignes suivantes. « Pour mon compte, je suis convaincu que bien des accidents ont été causés ou par la trop longue durée des inhalations ou par le défaut d'attention, la légèreté même avec laquelle on y a eu souvent recours (1) ».

Sédillot, Gosselin, ont tour à tour donné des règles qui sont presque des modèles : aussi bien ne citerons-nous pas de noms propres, la pratique que nous conseillons ayant été glanée de ci de là.

Or, toutes ces causes de mort peuvent être écartées, les unes en employant du chloroforme pur, les autres en recherchant chez les malades les lésions viscérales antérieures, les autres encore en apportant à la chloroformisation les soins, nous dirions presque le *recueillement* qu'elle exige : il *restera toujours un facteur de catastrophe*, la syncope brusque sans cause appréciable. Quant aux réflexes d'inhibition, nous verrons qu'il est peut-être possible de les éviter.

Peu importe que l'on administre le chloroforme

(1) In Jamain, *Manuel de petite chirurgie*. Troisième édition par Félix Terrier.

avec l'un ou l'autre appareil, avec le cornet ou la compresse, pourvu que l'aide chloroformise bien. De tous les appareils nous avons depuis longtemps choisi comme le plus simple et le plus commode le masque d'Esmarch (1), si employé à l'étranger, accompagné du flacon compte-gouttes que l'on trouve chez tous les fabricants.

Disons encore que pour toute opération de longue durée, les opérations abdominales principalement, nous sommes convaincu que l'on peut retirer les plus grands avantages de l'*administration de l'éther* la résolution une fois obtenue avec le chloroforme.

Dans tous les cas la chloroformisation ne devra point être commencée que toutes les précautions préliminaires (voyez *Anesthésie chloroformique* page 32) n'aient été prises, et, principalement dans les cas où l'on peut redouter une chloroformisation laborieuse, que l'aide n'ait *à sa portée* tous les agents nécessaires au prompt établissement de la respiration artificielle (2).

Ces conseils que nous voudrions être des ordres ayant été suivis, voici comment nous conseillons de procéder :

(1) Ou les masques analogues, masque de Guyon par exemple ; le petit appareil de Le Fort est élégant, portatif, commode et propre.

(2) Un des numéros du *Progrès médical* 1891 contenait la description d'une table spéciale chargée de tout l'appareil instrumental nécessaire et destinée à être placée près de l'aide chloroformisateur.

Le malade est couché sur le lit d'opération, la tête peu élevée, le cou libre, *l'épigastre découvert.* L'aide chloroformisateur, la pince à langue à la boutonnière, manœuvrant le chloroforme et la compresse (1) se tient soit à la tête du lit soit et de préférence à côté du malade ; la compresse n'est jamais ample et laisse à découvert une notable partie de la face. Un deuxième aide, soumis et attentif, est au pouls; il devra seulement avertir, *quelquefois* donner l'alarme dans les trois cas suivants : pouls *excessivement rapide* (phase prodromique de l'arrêt) pouls *très ralenti*, ou *faux pas* du pouls (2).

Ne permettez jamais que l'on touche la partie malade, que l'on procède à un pansement (il doit avoir été fait d'avance), que l'on dessine un tracé d'incision tant que le sujet est conscient (Le Fort) surtout s'il appréhendait l'opération.

L'aide surveillant toujours le *rythme respiratoire, la coloration de la face, la pupille et la cornée, signes cardinaux* qu'il ne devra point quitter des yeux ou de la pensée soit pour voir l'opération soit pour se livrer à quelque conversation, satisfactions qui lui sont l'une et l'autre interdites, procède alors de la façon suivante :

(1) Si vous disposez d'aides peu nombreux, le chloroformisateur peut se dispenser de l'aide qui lui verse le chloroforme et prendre ce soin lui-même : cet aide n'a d'autre utilité que de veiller avec le chloroformisateur à la régularité de la respiration ; avec un flacon spécial il devient en partie superflu.

(2) Le chloroformisateur réveillera de temps en temps en le questionnant sur l'état du pouls, l'aide que la monotonité de sa fonction distrait de l'attention qu'elle mérite.

Première dose. — *Infinitésimale.* Annoncez au malade qu'il va sentir l'odeur éthérée de chloroforme ; demandez-lui ce qu'il en pense, faites-le parler, raconter ses impressions jusqu'au moment où les bourdonnements surviennent,

S'il tousse, s'il repousse la compresse, n'insistez pas ; laissez le reprendre son attitude et agissez par persuasion : ne l'étouffez pas ; cherchez seulement dans ce premier temps à l'habituer à l'odeur du chloroforme ; je le répète, *donnez peu et à distance.*

Deuxième dose. — Donnez alors largement, mais toujours sans étouffer ; consultez les bourdonnements, l'incoordination des idées : c'est le moment où il faut donner *le plus de chloroforme.* Cette période s'étend de l'apparition des bourdonnements à la période d'excitation. Dès que celle-ci apparaît cessez et reprenez la première tactique.

Troisième dose. — Pendant la période d'excitation, sauf chez les individus chez lesquels la résolution ne peut être obtenue autrement, *donnez peu ou pas.* Si la réaction est vive, *ne luttez pas* avec le sujet ; gardez-vous bien que vos aides l'étreignent et le clouent de force sur le lit : l'excitation disparaîtra seule ou sous l'action de doses faibles : rappelez-vous toujours que c'est la *période dangereuse.* Si chez la femme elle se complique d'une crise hystérique, suspendez la chloroformisation pour la reprendre, l'attaque terminée.

Quatrième dose. — La période d'excitation est terminée ; le malade est inerte, insensible : il respire librement ou ronfle. Vous le dominez alors ; ce n'est plus la période dangereuse mais ce n'est pas une période de sécurité pour vous. Versez alors le chloroforme lentement, *goutte à goutte*, pour maintenir longtemps l'anesthésie. Dès que la respiration est bien établie et régulière, joignez à cette constatation celle de la flaccidité des membres, de la perte du réflexe cornéen et ces trois preuves obtenues avertissez l opérateur qu'il peut commencer.

Il suffira alors de doses *infinitésimales* de chloroforme pour maintenir l'anesthésie aussi longtemps et la pousser aussi loin que vous voudrez. Gardez-vous toutefois de laisser réveiller votre malade pour administrer une nouvelle dose : c'est la seule ombre au tableau magistral que Sedillot a tracé de la chloformisation.

S'il survient des vomissements, cherchez à y remédier en endormant plus profondément le malade (nous avons vu M. Le Fort retirer de bons effets d'une instillation d'eau-de-vie en quantité faible dans la bouche du sujet) ; si les efforts persistent, laissez le vomissement se produire au plus tôt, les efforts cesseront ensuite.

Est-il besoin de dire que pendant tout le temps que durera l'anesthésie votre œil s'est porté constamment de l'épigastre aux joues et aux lèvres (1) ;

(1) L'aspect des yeux, la parfaite transparence de la cornée, le rétrécissement de la pupille sont encore de précieux points de repère ; mais aucun d'eux ne vaut le facies général avec sa coloration rosée : rappelez-vous en tout cas que la respiration cesse souvent alors que le pouls bat encore.

qu'à la moindre variation du rythme respiratoire vous avez redoublé d'attention et que toute crise de suffocation, tout bleuissement des lèvres vous a fait suspendre l'administration du *toxique* (1) pour parer à l'obstacle (relèvement du menton, prise de la langue par une pince (2), écartement de la commissure (3)).

Que s'il s'agit d'une opération grave, je veux dire grave par la chloroformisation (fistule anale, dilatation anale, luxation irréductible, opérations sur la vulve, lavage péritonéal), vous demanderez à être prévenu du moment précis du temps dangereux de l'acte opératoire pour suspendre la chloroformisation un instant. Enfin, estimant la durée probable de l'opération, *donnez d'autant moins qu'il faudra donner plus longtemps.*

Quelque opinion que l'on professe, voilà un plan de conduite qu'on trouvera au moins logique : est-ce à dire qu'il supprimera tout accident : oui dirons-nous pour tous ceux si nombreux qui proviennent de l'imprudence ou de l'impéritie de l'aide..... il y a des malheurs inévitables (4).

(1) La chloroformisation n'est à mon avis qu'une intoxication à l'avant dernière période : tout excès est un pas vers la mort.

(2) Il faut employer ce procédé qui est indiscutablement efficace, mais il faut se garder d'en abuser : l'excès est fréquent ; dans quelques pays étrangers il est considéré comme une faute surtout lorsque la langue est saisie par une pince à griffes.

(3) Assez important principalement chez les vieillards : peut-être peut-on expliquer ce fait par le rapprochement exagéré des arcades maxillaires lorsque toutes les dents sont absentes.

(4) C'est après une longue expérience que nous nous sommes permis de donner ces conseils, et principalement après les multi-

Indiquer la marche générale n'est pas suffisant et puisqu'il faut bien admettre que malgré tous ces soins il peut y avoir au moins des alertes, il faut bien indiquer aussi comment on peut y remédier. Cela entraînerait trop loin notre étude. Disons cependant que l'imminence du péril constatée, l'aide *en doit immédiatement avertir l'opérateur responsable* qui commandera alors telle manœuvre que sa pratique lui aura démontré être bonne.

Nous divisons ces alertes en trois catégories : les incidents, les accidents, et les cas où il y a péril imminent.

Alors que pour les premiers la position déclive, l'emploi de la pince à langue, une légère flagellation, l'emploi de la pile électrique, quelques mouvements de respiration artificielle peuvent suffire, nous déclarons qu'en cas de péril menaçant la vie il n'y a pas à hésiter et que la trachéotomie immédiate suivie d'insufflation directe est *un procédé de choix* qui sauve à la fois le malade et le chirurgien. Il est regrettable que nos hôpitaux ne soient pas munis d'un appareil à respiration artificielle du modèle le plus simple, trop souvent impossible à employer parce qu'il arrive trop tard (1).

ples essais que nous avons fait à l'hôpital Necker sur plus de cent cas, en collaboration avec notre maitre Le Fort qui a bien voulu nous associer à ses recherches sur les divers procédés d'anesthésie générale. — M. Verneuil, qui apporte aussi un soin particulier à l'anesthésie, peut revendiquer pour plusieurs points sa part de la technique que nous nous sommes faite et que nous venons d'exposer.

(1) Nous partageons entièrement l'avis que M. Laborde vient d'émettre à l'Académie de médecine en juin 1891 : Il y aurait avan-

Enfin, nous devons mentionner les bons effets que l'on peut obtenir dans les cas graves par la flagellation avec des compresses *d'eau bouillante* et l'application du marteau de Mayor.

Il est deux procédés dont nous n'avons pas parlé : en premier lieu les inhalations d'oxygène qui présentent les mêmes inconvénients que l'insufflation directe (c'est-à-dire la trachéotomie préalable) sans en offrir la simplicité : ce procédé ne sera pas cependant négligé dans un hôpital où on peut se procurer les appareils nécessaires. En second lieu, l'application de la pile : si nous repoussons celle-ci, ce n'est pas que nous niions son efficacité, mais elle demande à être appliquée d'après des données scientifiques précises ; en des mains exercées on a pu lui devoir le salut du malade ; entre les mains imprudentes de chirurgiens peu au courant de l'électrisation médicale, et ils sont nombreux, elle peut devenir une méthode dangereuse.

Il n'est pas superflu d'ajouter encore quelques réflexions : en aucun cas l'aide chloroformisateur ne quittera son malade que celui ci ne soit réveillé.

S'il y a eu accident, rappelez-vous que vous devez employer tous vos efforts d'une façon *continue et consciencieuse* pendant tout le laps de temps où il reste une chance de survie quelque minime qu'elle

tage à pouvoir supprimer la trachéotomie tout en conservant l'insufflation directe : ce procédé n'a pas encore la sanction de la pratique chez l'homme. On trouvera dans notre travail sur la « Respiration artificielle », *Gazette médicale 1887*, de nombreuses indications sur les procédés à employer en cas d'alerte sérieuse.

soit ; que ce temps peut être encore fort long, en tout cas de plusieurs heures ; vous ne quitterez donc le sujet que lorsque le refroidissement graduel sera manifeste et constant (1).

ARTICLE II

HÉMOSTASE DIRECTE PAR LA FORCIPRESSURE

Nous n'aurons en vue dans ce chapitre que la ligature effectuée au niveau d'une plaie sur les extrémités vasculaires béantes au préalable forcipressurées, et nous renvoyons aux *Traités de petite chirurgie* qui étudient l'hémostase en général.

Et d'abord, il serait bien utile que le chirurgien et ses aides fussent convaincus de ce fait que pour assurer la réunion par première intention il faut faire une bonne hémostase ; disons plus : *pas de réu-*

(1) Postérieurement à la rédaction de ces pages est survenue à la 59e session de l'Association médicale britannique tenue à Bornemouth une discussion sur « *Le chloroforme et l'éther au point de vue expérimental et clinique* ». Nous nous associons à l'opinion du docteur Eastes qui pense que dans l'étude des anesthésiques l'observation clinique, sur laquelle nous avons d'ailleurs appuyé nos remarques, est bien plus importante que l'expérimentation sur les animaux. Dudley Buxton, Teale de Leeds sont d'ailleurs d'accord avec lui pour recommander l'anesthésie par l'éther qui ne donne guère qu'une mort pour cinq, imputables au chloroforme. Nous le répétons, cette méthode d'anesthésie employée seule ou plutôt combinée à la chloroformisation est beaucoup trop délaissée dans notre pays.

Dudley Buxton émettait l'opinion qu'on devrait exiger de tout étudiant en médecine une étude suffisante de l'art d'administrer les anesthésiques.

nion par première intention type (voyez Sutures) *dans toute sa rigueur sans hémostase parfaite*, en donnant à ce mot « parfaite » une rigueur non moins grande.

En d'autres termes, je crois que la triade nécessaire à la réunion est la suivante : *asepsie, affrontement exact, hémostase*, ce dernier terme pouvant supprimer dans bien des cas l'ancien quatrième desideratum *drainage* qui devient alors sans utilité. L'hémostase ainsi comprise se divise en plusieurs temps : 1° la forcipressure, 2° la ligature.

Forcipressure. — Nous ne décrirons point d'instruments : la pince merveilleuse de Péan est connue de tous et pour les cas d'artères adhérentes le tenaculum ou mieux la pince de Fergusson peuvent rendre des services.

Certains chirurgiens ont l'habitude de forcipresser au fur et à mesure qu'ils coupent ; d'autres coupent d'abord, terminent le plus gros de l'opération (amputation du sein par exemple) et font ensuite la forcipressure. Je serais volontiers des premiers ; cette méthode permet de voir, d'économiser le sang, d'opérer presque à blanc comme avec la bande d'Esmarch qui a de si multiples inconvénients. D'autres, enfin laissent le soin de l'hémostase à l'aide et c'est de lui que nous allons nous occuper.

Attentif, la pince à la main, il épie les vaisseaux ; il ne place pas la pince au hasard ; il *voit* le vaisseau, le forcipresse de l'extrême pince, *juste ce qu'il faut pour que la prise soit solide*, sans jamais, sauf cas d'urgence, saisir en masse et au hasard un... paquet musculo-vasculaire que la ligature ne pourra étreindre. On peut lier au fur et à mesure : il est plus expéditif d'attendre.

L'opération se compose alors de six temps, dont cinq appartiennent aux aides (nouveau régime) :

Anesthésie ;

Opération proprement dite ;

Hémostase ;

Ligatures ;

Sutures ;

Pansement.

Est-il besoin d'insister à nouveau sur le rôle des assistants!!!

L'opération terminée, la plupart des pinces utiles sont en place; quelquefois, surtout si la plaie est anfractueuse et profonde, cela saigne encore ; on éponge, on pince au hasard, toujours au fond ; on échoue, on recommence et on échoue encore. Quatre-vingts fois sur cent il faut chercher *très près* ce qui paraît venir de très loin ; le vaisseau saigne non loin des bords ou en nappe, en tout cas sans jet ; le sang s'écoule vers le fond de la plaie d'où, augmentant sans cesse de quantité, il paraît couler vers vous, et votre pince plongée dans la profondeur méconnaît l'ennemi placé sous vos yeux.

En résumé, forcipressure *abondante, mais réservée* par rapport à chaque vaisseau et limitée à ce vaisseau seul, telle est la règle d'une bonne forcipressure.

Ligature. — Si l'aide néglige trop souvent une bonne forcipressure, c'est pire encore pour la ligature. Il s'effraye du nombre des pinces, il veut gagner du temps, et oubliant que s'il a mis en place une pince c'est qu'il y avait un jet de sang suffisant pour justifier sa mise à demeure, il écarte les mors de la pince : « *cela ne donne pas* » et il passe outre ; l'artère écrasée s'est tue, puis réveillée sous la chaleur du pansement, sollicitée par la poussée du sang, elle devient béante de nouveau : le sang coule, mais il est trop tard : la suture est faite, parfois le pansement appliqué, la réunion en tout cas compromise.

Dans d'autres cas, l'artère était bien saisie ; on enlève la pince « pour voir si cela donne ». Celà donne, mais on a beaucoup de peine à réappliquer une pince sur l'extrême bout de l'artère déjà écrasée. On prend alors « en masse » et on lie aussi..... en masse les vaisseaux, le tissu cellulaire, les muscles qui les recouvrent.... et la pince qui les enserre ; ou bien, à la suite d'une gymnastique pénible mais habile de l'aide qui présente la pince, on parvient à placer une ligature précaire qui tient mal ou ne tient pas. (1)

Vous vous souviendrez que peu importe le nombre

(1) Si vous avez pris en masse et que la possibilité de la ligature soit douteuse sans qu'il vous soit permis de forcipresser à nouveau, faites tenir la pince par un aide en lui commandant de la détacher au moment même où vous serrez le nœud préalablement conduit aussi loin que possible vers le bec de la pince ; ce petit artifice réussit bien le plus souvent si on en a quelque habitude.

de fils laissés au fond d'une plaie : pourvu qu'ils soient aseptiques toujours, résorbables en plus quelquefois, ils ne seront d'aucun obstacle à la pureté de la réunion ; j'ai fait pour une circoncision six, huit et même dix ligatures pour me conformer à ces principes d'une bonne hémostase : le résultat a été parfait. Liez donc tout ce qui a été forcipressé, mieux vaut une ou deux ligatures de trop ; ne supprimez pas la pince qu'une ligature ne l'ait remplacée, et n'admettez d'exception que pour les artères voisines des lèvres de la plaie dont la ligature pourrait gêner l'affrontement et que la suture pourra d'ailleurs comprendre et étreindre.

On peut pour la ligature en elle-même se servir de fils divers de catgut, de soie etc... Depuis longtemps notre choix s'est porté sur la soie phéniquée beaucoup plus maniable, moins glissante, tout aussi aseptique quoique moins résorbable que le catgut et en particulier sur les fils tressés de soie plate dite de Czerny qui sont parfaits et ne glissent jamais.

Coupez *à l'avance* vos fils *dans un bassin spécial* qui servira au quatrième temps de l'opération ; choisissez-les, sauf indications, assez longs (30 c/m dit avec raison M. Verneuil) et solides. Solide ne veut pas dire de gros calibre : celà dépend du vaisseau à lier et pour les artères ordinaires que l'on rencontre au cours d'une amputation de sein par exemple, la plus fine soie est la meilleure. *Ne jugez jamais la solidité d'une soie à son calibre* ; évitez seulement que les antiseptiques ne l'aient corrodée. Vous verrez certains opérateurs casser tous les fils qu'on leur présentera, s'emportant fort contre la qualité des fils, et tel autre chirurgien avec le même fil fera une bonne ligature. C'est que celle-ci demande un rituel spécial : lisez Farabeuf (1), voyez la figure 14 de son ouvrage (*page* 24) et n'exercez aucune traction sur votre fil à distance de l'artère. Au contraire, le premier nœud droit étant fait, insinuez pour le serrer vos doigts profondément *très près et contre* l'artère, serrez alors *modérément* non pour sectionner le vaisseau mais pour en aplatir la lumière et en écraser les parois ; faites le second nœud, serrez-le de même, et vous en arriverez à cette conclusion c'est que les petites soies (2) sont solides comme les grosses proportionnellement aux vaisseaux qu'elles étreignent et qu'il n'est besoin ni de beaucoup de temps ni de beaucoup de force pour effectuer convenablement les ligatures ; seul le temps de la forcipressure demande de la patience et de la précision.

Dans tous les cas vous couperez au ras du nœud les chefs du fil que vous venez de placer.

(1) Farabeuf. *Précis de Manuel opératoire*. 1885.

(2) Ce sont les seules qui permettent de lier les artères adhérentes qui ne se laissent pas attirer et nécessitent pour l'aide non exercé au manuel des ligatures la mise en œuvre de procédés spéciaux parfois très compliqués ; ce sont aussi celles qui ne glissent pas.

ARTICLE III

SUTURES CUTANÉES (1)

C'est une partie de l'opération à laquelle j'accorde une importance extrême; peut-être est-il regrettable de la voir de plus en plus délaissée par le chirurgien, mais c'est pour le plus grand profit de l'aide qui en bénéficie et acquiert rapidement de l'expérience. Assurer le résultat de l'opération par un bon acte opératoire proprement dit c'est bien; assurer la réunion immédiate par une bonne suture c'est presque mieux encore; en tout cas c'est le complément indispensable d'une bonne opération; c'est la suture bien faite qui réduira le séjour à l'hôpital et à la chambre et qui évitera bien souvent au malade une complication septique de la plaie puisque celle-ci sera bien close et inaccessible. Nous y attachons un tel intérêt que nous avons coutume de dire : « *Employez quatre minutes pour l'amputation, dix pour l'hémostase et quinze au moins pour la suture.* » Naturellement les rapports varient suivant la nature de l'opération, suivant la région et les difficultés imprévues. Il est bien certain que sans bonne opération, il n'est point de bonne suture ; mais la réciproque

(1) Nous ne parlerons que de la suture habituelle dite à points séparés, mais pour les grosses sutures il y aurait lieu de faire une part beaucoup plus large qu'il n'est dans nos mœurs chirurgicales à la suture *en surjet*.

reste vraie dans tous ses termes si l'on accorde aux suites opératoires tout l'intérêt qu'elles méritent (1).

Nous aurions pu nous dispenser de décrire aussi rigoureusement la réunion par première intention si elle n'était étroitement liée au sujet qui nous occupe, et si on n'avait fait de ce mot une sorte d'épithète applicable à tous les cas où la réunion se fait plus ou moins bien, où pour tout dire il n'y a pas désunion. *Rien n'est plus rare* que la réunion par première intention *type*, et celà parce que l'aide n'accorde pas à la suture qui suit un acte opératoire dont il n'est pas responsable tout l'intérêt qu'elle commande ; on en vient à cette conclusion paradoxale c'est qu'il y a deux sortes de réunion par première intention : l'une banale, vulgaire, toujours obtenue s'il y a eu asepsie et hémostase ; l'autre rare, mais qui devrait être la règle, que nous appellerons *réunion type par première intention* et qui consiste dans un affrontement tel que la ligne de réunion est d'emblée linéaire, presque invisible, ne présente jamais aucun exsudat lymphatique ou sanguin et si nous voulions dire toute notre pensée que l'adhésion est histologiquement parfaite. La première condition en est l'affrontement mathématique, tissu à tissu, des lèvres de la plaie; l'adhésion est totale (non solide il est vrai) dans les 24 heures ; la cicatrice vue quelques jours après la suppression des fils (qui est précoce) paraît

(1) Nous n'entendons parler bien entendu que des opérations dans lesquelles la suture est habituelle et formellement indiquée.

dater d'un mois ; âgée d'un mois, elle paraît (sauf la coloration) vieille d'un an et dans certaines régions disparaît pour ainsi dire complètement.

Voilà des résultats qui justifient ce que je disais de la rareté de la réunion par première intention *type*. Voyons comment on peut la réaliser.

En fait il est bien certain qu'on ne peut toujours l'obtenir ; cela dépend de la nature de la peau, de sa souplesse, de l'épaisseur de l'épiderme. Cependant grâce à des soins minutieux et multiples on peut se mettre dans des conditions telles que sans être la règle elle survienne fréquemment. Deux conditions préalables sont indispensables : ce sont l'asepsie et l'hémostase parfaites; nous ne nous occuperons plus que du troisième desideratum, affrontement exact(1).

On trouvera à l'article *Sutures* (page 39) la nomenclature complète des instruments nécessaires à la confection d'une bonne suture. Nous dirons seulement quelques mots des aiguilles, les fils les meilleurs étant incontestablement, sauf des cas spéciaux (paroi abdominale (2) etc.), les fils de Florence.

L'aiguille de Reverdin est la plus universellement

(1) Nous n'avons en vue que l'affrontement *des lèvres* de la plaie ; lorsque celle-ci est anfractueuse dans la profondeur, des sutures profondes peuvent remédier *en partie* à cette condition défavorable; mais si la réunion par première intention est alors assurée, **la réunion type ne peut être certaine.**

(2) Même pour ces sutures M. Lucas Championnière emploie exclusivement le catgut (suture perdue du péritoine) et le crin de Florence (points superficiels et profonds ;) beaucoup de chirurgiens d'ailleurs ont complètement renoncé aux fils d'argent forts dont l'ablation est douloureuse.

employée ; c'est celle qui devrait l'être le moins en particulier dans les sutures délicates superficielles. Trop large, elle présente au niveau du chas un diamètre cinq ou six fois supérieur à celui du fil qu'il s'agit de passer, elle fait aux téguments une large plaie lorsqu'elle ne sectionne pas un vaisseau cutané ce qui complique la suture en nécessitant parfois une nouvelle hémostase toujours alors péniblement achetée, ou provoque à distance de la cicatrice parfois invisible une série de cicatrices punctiformes de diamètre souvent assez notable. Les aiguilles de Larger et de Lambling remédient déjà en partie à cet inconvénient. Pour nous, nous préférons de beaucoup *pour les sutures délicates* les fines aiguilles à sutures montées sur une pince à forcipressure ou sur le porte-aiguilles ; les plus fines sont les meilleures mais il faut aussi se garder dans leur choix des aiguilles acérées mais aplaties en lames de sabre, tranchantes par leurs bords, qui augmentent toujours très notablement le diamètre de la plaie produite par la pointe. Que si vous avez de l'aiguille de Reverdin une habitude si invétérée que vous en préfériez l'usage, choisissez l'aiguille dite fine de Reverdin (petit modèle) qui, sans présenter les inconvénients du grand modèle, présente *presque* tous les avantages des fines aiguilles à sutures.

La suture superficielle à points séparés, la seule que nous voulons décrire, se compose en réalité de quatre temps :

A. — *Passage des fils* ;
B. — *Affrontement des lèvres de la plaie* ;
C. — *Fixation des fils* ;
D. — *Drainage*.

que nous passerons successivement en revue.

A. **Passage des fils.** — Fixez avec une pince à griffes (1) la lèvre droite (qui est à votre droite) de la plaie ; passez de dehors en dedans le fil en ponctionnant à *une certaine distance* du bord cruenté, d'autant plus loin que la peau est plus épaisse et la plaie plus étendue, jamais au bord même de la plaie; passez le fil, prenez de la pince l'autre lèvre, passez encore le fil cette fois de dedans en dehors *sur le point de cette lèvre exactement symétrique* à celui de la première ponction ; faites sortir à la même distance du bord libre de cette lèvre ; réunissez les deux chefs par une pince à forcipressure et passez le point voisin ou liez de suite le point qui vient d'être passé (en général choisissez le premier parti). Ce point voisin, passez-le à *une certaine distance* du précédent vous rappelant que pour qu'une suture soit bonne, pour que la réunion ait lieu rapidement, il faut espacer les points de suture autant que le permet l'affrontement exact, mathématique, des lèvres sans toutefois jamais sacrifier celui-ci : *peu de points de suture*, mais bien faits, voilà la bonne

(1) Dans les régions où la peau est très mobile ou ne présente pas d'épaisseur, la pince-fourche de Lucas Championnière facilite ce temps d'opération et lui donne de la précision; c'est un excellent instrument.

règle; on évite ainsi d'ischémier les tissus qui ont tant besoin de vitalité pour parer à la réparation.

B. **Affrontement.** — Lorsque l'aide est bon, qu'il est habitué au rituel de la suture, on peut lui laisser ce soin ; s'il est médiocre, c'est le chirurgien ou l'assistant qui affronte et l'aide le moins expérimenté qui lie. Saisissez avec de fines mais solides pinces à griffes les lèvres de la plaie ; à ce moment chaque pince saisit une lèvre ; amenez au contact : faites saisir à l'une des branches de chaque pince la lèvre qui vient de lui être amenée ; de la sorte chaque pince maintient à la fois les deux lèvres ; les pinces sont peu distantes, environ 10 à 15 millimètres. Par tâtonnements alors, refoulant s'il le faut le tissu cellulaire qui fait hernie, provoquez un affrontement *exact* des deux lèvres ; ne vous lassez pas, prévenez l'enroulement des bords, évitez de former un bourrelet et présentez les lèvres l'une à l'autre *dans le même plan horizontal* (1) : lorsque vous êtes maître de la position, dites à l'aide d'amener à lui le fil et de serrer et ne passez à la fixation du point voisin que lorsque le précédent ne vous laisse aucun doute sur sa perfection.

C. **Fixation des fils.** — C'est le rôle de l'aide le moins éclairé, de l'assistant si c'est le chirurgien qui affronte. Faites un nœud droit, repassez encore le fil

(1) Il faut pour celà que les lèvres de la plaie n'aient pas été taillées *en biseau* : la surface de suture ne doit pas former bourrelet ou crête, ou le faire le moins possible.

une fois pour enrouler deux fois les chefs l'un autour de l'autre : le nœud sera ainsi large et aplati pour se mouler sur les lèvres affrontées suivant un plan et *non une crête* ; serrez alors *très modérément* pour ne pas ischémier; il faut affronter complètement, assez étroitement, mais ne pas étreindre. *Fils peu nombreux et peu serrés* tel est le secret d'une bonne suture. Faites un nouveau nœud droit, simple ou double, et serrez le sur le premier. Si la suture est bonne, il se forme un pli de chaque côté de la ligne de réunion entre la surface de section et la ligne de pénétration des fils ; c'est un bon critérium qui indique que ces fils sont suffisamment distants de la surface de section.

D. **Drainage.** — Je n'ai point à dessein parlé jusqu'ici du drainage ; il doit être supprimé si la plaie est aseptique, parfaitement étanche, non anfractueuse ; dans les conditions contraires je suis encore d'avis de ne point interposer de drain entre les lèvres de la suture ; il agit au moins comme corps étranger, parfois comme vecteur de produits septiques de l'extérieur vers l'intérieur et influence alors la non-réunion non seulement du point où il siège, mais de la portion voisine de la suture ; c'est *toujours* là qu'échoue la réunion. Si vous voulez laisser un drain de sûreté, ponctionnez à sa base la lèvre la plus déclive, passez un drain à travers l'orifice de ponction ; faites-le plonger *droit* dans la cavité sous jacente de la plaie, fixez-le au dehors par une épingle de nourrice placée en travers, coupez-le *au ras de la peau* pour éviter qu'il ne se coude sous le pansement et supprimez-le dès qu'il aura rempli son office (nous parlons de plaie aseptique mais où l'hémostase a été défectueuse) c'est-à-dire au bout de 24 à 48 heures (1) ; l'orifice de passage se réunira de lui-même et la cicatrice qui en résultera sera tout à fait imperceptible même pour un drain de diamètre moyen.

E. **Pansement et suppression des fils.** — Nous n'insisterons pas beaucoup ; toute réunion suppose un pansement sec (2) ; évitez de saupoudrer des antiseptiques pulvérulents qui s'insinuent et retardent l'adhésion, appliquez seulement une gaze bien sèche ; supprimez les fils *le plus tôt possible* en les coupant à leur base apparente et extrayant le fil après imprégnation de la surface de section par un antiseptique si vous craignez d'entraîner dans la profondeur les germes du dehors qui ont pu s'insinuer jusqu'au fil ; tous les fils enlevés, faites encore maintenir le pansement un jour ou deux, même si la réunion est parfaite ; il faut que l'orifice de passage des fils s'oblitère à son tour (3).

(1) C'est l'inconvénient du drainage d'exiger un pansement précoce sans lequel la plaie qui résulte du passage du drain prolonge la durée du port d'un pansement.

(2) Malgré la pratique contraire de quelques chirurgiens la question n'est plus guère discutée ; c'est un des inconvénients de la gaze iodoformée à la glycérine de rester humide.

(3) Nous avons vu M. Lucas Championnière employer une pratique recommandable ; il coupe de bonne heure les fils profonds ce qui relâche l'étreinte de la suture, mais les laisse en place ; ils soutiennent donc encore l'affrontement et ne provoquent pas la désunion par l'effort nécessaire à leur ablation.

ARTICLE IV

CONFECTION D'UN APPAREIL PLATRÉ

S'il est deux opérations de petite chirurgie qui soient ignorées de la plupart des élèves des hôpitaux, c'est à coup sûr le maniement du thermocautère (qu'on ne sait pas entretenir et éteindre et qu'on ne peut plus allumer), et la confection d'un plâtre (1) ; nous ne voulons parler que de la confection du plâtre lui-même, indépendamment de la forme essentiellement variable (2) qu'on donnera à l'appareil et que l'on trouvera décrite dans tous les *Traités* de petite chirurgie. Ce qui fait cette lacune, c'est l'absence de description précise et l'ignorance des règles les plus élémentaires de la préparation du plâtre à modelage.

Un bon appareil plâtré doit répondre à trois desiderata sans lesquels il n'existe pas ; il doit être *solide, léger, sonore*. Nous ne nous étendrons par sur ces qualités qui se dénoncent d'elles-mêmes ; la troisième est un corollaire et comme une preuve de l'existence des deux autres et nous insistons

(1) Faut-il dire que nous exceptons certains services, celui de M. Le Fort par exemple, qui nous a initié à beaucoup de ces détails quand nous avions l'honneur d'être son interne.

(2) En général, d'ailleurs, la plus simple est la meilleure et il n'est pas besoin d'exiger une coupe bien savante de la tarlatane pour obtenir, l'appareil une fois appliqué, un résultat convenable.

beaucoup sur ce point. Si nous nous placions à un point de vue plus général, il faudrait ajouter qu'il doit être élégant et bien moulé sur le membre.

Pour faire un bon appareil plâtré, il faut : 1° une masse liquide de plâtre bien gâché ; 2° un appareil bien préparé c'est-à-dire capable de bien s'imprégner. Nous nous occuperons d'abord de celui-ci.

A. **Confection de l'appareil.** — La forme importe peu et ce que je dirai de l'un s'applique à l'autre. Prenez 14 à 16 feuilles (on a bien à tort l'habitude de dire « doubles » au lieu de feuilles) de tarlatane ordinaire ; superposez-les, faufilez très lâchement suivant la ligne médiane et découpez l'appareil : il est prêt. Mais notez bien que chacune des feuilles est *distincte* de la voisine, que l'appareil n'est point fait d'une pièce de 40 centimètres de largeur qui pour obtenir une bande plâtrée de 20 centimètres de largeur est *repliée*, mais de 16 feuilles isolables superposées ; c'est cette plicature qu'il faut éviter dans le sens de la longueur ou dans celui de la largeur : 1° lorsqu'on confectionne l'appareil ; 2° lorsqu'on le roule (je ne dis pas on le plie) pour l'imprégner du plâtre liquide.

Il faut que celui-ci puisse pénétrer *librement* entre une feuille et l'autre et s'il pénètre un peu à travers le treillis de la tarlatane qui fait tamis, il s'insinue beaucoup par les points faibles, c'est-à-dire les bords de l'appareil.

B. **Préparation du plâtre.** — Ayez de bon plâtre, c'est-à-dire du plâtre à modeler fin, sans gravier, non hydraté, *non éventé* comme l'on dit, et malgré nous nous pensons au plâtre que l'on conserve en masses considérables, pendant des mois, dans des caisses en bois, à l'air libre, alors qu'il serait si facile de le distribuer par petites quantités dans des bocaux ou dans des récipients en ferblanc bien clos.

Ayez encore un broc d'eau *froide*, une vaste terrine *peu large mais profonde*, un verre à boire *bien sec*. Si vous opérez en ville, gardez-vous de maculer les meubles, les tapis ; placez-vous sur un carrelage ou garnissez le lit et la pièce de vieilles alèzes ; on vous en saura gré si la comparaison a pu déjà être faite entre vous et un opérateur moins délicat. Ne vous en rapportez pas à votre savoir-faire et dosez les quantités respectives de plâtre et d'eau ; sans ce soin, vous croirez toujours votre plâtre trop léger et vous ferez une bouillie épaisse. Versez l'eau d'abord, cinq verres je suppose, puis versez le plâtre verre par verre en quantité égale, ou mieux un grand verre de plâtre de plus que d'eau : six verres par conséquent. Mais gardez-vous, croyant bien faire pour éviter la formation de grumeaux, d'émietter votre plâtre au-dessus de l'eau pour le diviser. Versez en tas, verre sur verre, au centre de la terrine que vous avez choisie profonde, puis attendez un peu : le plâtre se délite, s'imprègne, laisse échapper des bulles, puis affleure. A ce moment mais à ce moment seulement, commencez à polir de la main la pyramide centrale de plâtre ; elle se mélange peu à peu : allez alors rapidement et terminez l'opération en écrasant entre les doigts la bouillie qui reste au fond et rejetant les gravats s'il y en a (1).

A ce moment le plâtre est en consistance de *lait clair* ; on le juge toujours trop faible. C'est ainsi qu'il est bon ; soyez assuré qu'il séchera rapidement ce qui est un caractère d'excellence. Concertez-vous donc avec l'opérateur sur le moment propice pour le préparer (2) ; évitez que le chirurgien attende, mais évitez surtout qu'il vous fasse attendre, et procédez à l'immersion de l'appareil.

Vous avez d'ailleurs à votre portée deux procédés qui vous permettent de décider du moment où la prise en masse du plâtre doit avoir lieu ;

1° La gélatine (appareil en stuc de Richet) qui retarde la dessication ;

2° Le sel marin (une poignée dans le lait de plâtre), qui l'accélère (3).

(1) C'est ainsi que procèdent les modeleurs.

(2) En général l'opérateur, craignant un retard, commande *un peu trop tôt* la préparation du plâtre.

(3) Cette action du sel est très réelle ; nous l'avons à plusieurs reprises contrôlée expérimentalement, et chacun l'a observée.

Nous avons eu quelque peine à en trouver l'explication. D'après un travail de M. le Châtelier sur la constitution des mortiers hydrauliques (1887), l'eau tenant en dissolution du chlorure de sodium présenterait pour le plâtre un coefficient de solubilité supérieur à celui de l'eau ordinaire ; il se peut encore que l'action du sel marin sur le plâtre donnant naissance à deux sels hydratés $CaCl^{*} + 6Ho$ et $Nao, So^{3}, 10Ho^{**}$, l'hydratation de ces sels solidifie la plus grande quantité de l'eau ajoutée au plâtre puisque les deux sels précédents sont solides et renferment un poids d'eau supérieur au poids du plâtre et du sel marin réunis.

En pratique, si vous gâchez bien le plâtre, l'addition de sel est inutile.

C. **Imprégnation de l'appareil.** — La pièce de tarlatane enroulée au fur et à mesure et *non pliée* est alors immergée et imprégnée ; si le plâtre est trop épais, en bouillie, il ne pénètre pas ; au moment où votre appareil est recouvert de plâtre, ouvrez-le ; vous constaterez que son centre n'est pas imprégné ; si le plâtre est clair au contraire, non seulement il imprègne, mais il imbibe l'appareil ; il pénètre par les bords et aussi à travers les mailles du tissu qui en retient une proportion bien plus considérable, le tout survenant dans un laps de temps beaucoup moindre.

Sortez alors l'appareil et gardez-vous de deux pratiques également mauvaises mais répandues : 1° le *tapottement* de l'appareil sur une table après un égouttement forcé ; 2° l'addition de plâtre sec en poudre sur la superficie de l'appareil.

Bien au contraire, l'appareil étant bien maintenu au-dessus de la terrine et bien tendu à votre hauteur par un serviteur, appliquez la paume des mains sur une face et sur l'autre et comprimant *très légèrement* de haut en bas, procédez à un égouttement *très modéré*, je dirais presque nul pour faire échec à la coutume généralement suivie. En d'autres termes ne cherchez pas à exprimer tout le liquide : il s'exprimera spontanément au moment de l'application de l'appareil.

D. **Application de l'appareil.** — Le membre préalablement recouvert de vaseline (la suppression d'un appareil plâtré devient sans cette précaution excessivement douloureuse dans les régions pileuses) est soutenu par un aide, l'appareil est maintenu à la place qu'il doit occuper ; vous vous êtes muni de bandes de toile absolument neuves (1) *que vous enroulez de bas en haut* autour du membre recouvert de l'appareil en serrant notablement chaque tour : abstenez-vous de revenir sur vos pas et en tout cas ne superposez jamais plus de deux tours de bande. Vous verrez alors l'eau sourdre en grosses gouttelettes *opalines* et non laiteuses à travers la bande, indice certain qu'elle s'est débarrassée du plâtre qu'elle contenait en suspension et qui est resté dans l'appareil. En d'autres termes, moins l'appareil aura été comprimé avant l'application, plus le rôle de la bande qui est le véritable agent de l'égouttement sera efficace, et plus grande sera la quantité de plâtre restée dans l'appareil.

Il sèchera alors rapidement. Voulez-vous pouvoir affirmer le fait, voulez-vous pouvoir prédire qu'il sera solide : prenez la terrine où le plâtre a été gâché et retournez-la ; seule l'eau doit s'écouler, le gâteau de plâtre restant adhérent au vase et devant déjà être solidifié, si le plâtre était non hydraté.

Vous attendrez peu la solidification d'un appareil fait dans ces conditions ; la compression exercée par la bande devant être grande, vous supprimerez celle-

(1) Les bandes usagées sont moins bonnes ; elles peuvent être employées néanmoins si elles n'ont pas déjà servi antérieurement à la confection d'un appareil plâtré ou d'un silicate.

ci aussitôt que la solidité sera certaine, ce dont la percussion vous assurera en révélant la *sonorité*.

Laissez alors le membre à l'air, *au-dessus* des couvertures, pour parfaire l'exsiccation de l'appareil: s'il doit rester longtemps appliqué vernissez-le, à la dextrine par exemple, pour lui donner du poli, du luisant : il restera plus propre ; inscrivez la date à même sur l'appareil, et placez des bracelets de mackintosh et diachylon qui le maintiennent.

Evitez donc surtout les quatre fautes communes, je dirais presque habituelles :

1° Dosage approximatif ;

2° Gâchage irrégulier ;

3° Egouttage exagéré ;

4° Tentative de renforcement par la pulvérisation de plâtre sec ;

qui toutes, si elles n'aboutissent pas toujours à l'échec, vous placent dans de mauvaises conditions de réussite.

CHAPITRE II

CONSEILS SUR LE CHOIX D'UN ARSENAL POUR CHIRURGIE COURANTE (1)

Au cours de nos leçons à l'Ecole Pratique nous avons été souvent interrogés par les jeunes docteurs qui au moment de quitter l'Ecole voulaient fixer leur choix sur un arsenal chirurgical. Après avoir vu leurs hésitations et constaté leur inexpérience sur la constitution même de cet arsenal, nous croyons que le chapitre suivant leur sera de quelque utilité. Deux considérations sont principalement à envisager dans ce choix difficile : il faut avoir assez pour pouvoir parer à toutes les éventualités qui se présenteront, il faut pour diverses raisons sur lesquels il est inutile d'insister, éviter le superflu ;

(1) Nous n'y comprenons pas les instruments spéciaux et en particulier ceux qui ont rapport à la dermatologie, la pathologie des voies lacrymales, l'ophtalmologie, les opérations sur les oreilles, les dents, le larynx, les opérations de grande chirurgie abdominale (ovariotomie etc...) la fistule vesico-vaginale, la taille, et la lithotritie. Cependant nous estimons que quelques-unes des opérations dites spéciales rentrent dans le domaine de la chirurgie générale, et que en tout cas le diagnostic de quelques lésions de l'oreille, des fosses nasales etc.... ne peut être indifférent au praticien éloigné des spécialistes et des grands céntres ; c'est pourquoi nous avons fait figurer quelques appareils, spéculums du nez et des oreilles, miroir frontal etc... qui n'intéressent pas directement la chirurgie générale.

il faut enfin établir son choix de telle sorte que le même instrument puisse à un moment donné devenir applicable à des usages très différents; on devra cumuler ses divers emplois pour réduire à la fois le volume, le poids total et le prix d'achat.

Nous avons pu nous convaincre à plusieurs reprises et nos élèves le savent bien, que pour oiseuse que paraisse la question elle était hérissée de difficultés, et c'est éviter de nombreuses pertes de temps et des oublis sans nombre que la fixer une fois pour toutes à la suite de cet *Appendice*.

Est-ce à dire pour cela que notre nomenclature sera complète ou que ce sera un minimum nécessaire ou indispensable ? Il faudrait pour cela n'avoir point compris la distinction capitale que nous devons établir entre le praticien de campagne qui fera tout, cumulera la pratique de la médecine, de la chirurgie, des accouchements, voire de l'art dentaire, qui sera éloigné de tout centre de production, et le chirurgien de la ville qui plus spécialisé, en contact plus direct avec les fabricants pourra modifier au fur et à mesure son appareil instrumental ; entre ceux-ci encore et le jeune chirurgien resté à Paris auquel suffit un arsenal très élémentaire qu'il augmente chaque jour ou à l'insuffisance duquel il supplée facilement grâce à la louable courtoisie des fabricants d'instruments envers le corps médical. Ce sont les docteurs étrangers surtout et encore que peut intéresser ce paragraphe ; forts de la bonne renommée de la fabrication française beaucoup se munissent à Paris, largement, somptueusement dirons-nous pour quelques-uns; c'est donc à eux que nous dédions les pages suivantes sous le titre : *Nomenclature des appareils nécessaires et très utiles, indispensables pour la plupart, destinés à la pratique courante de la chirurgie usuelle* (1).

S'il nous était permis de donner des conseils qui s'écartent un peu de notre sujet, nous dirions volontiers : choisissez et vérifiez vos instruments avec un soin jaloux, gardez-vous bien de sacrifier la qualité à la quantité ; multipliez les instruments pratiques pinces, bistouris, sans vous laissez séduire par le désir de posséder des instruments compliqués ou ingénieux, mais inutiles.

Portez scrupuleusement votre attention sur les moindres détails et ne négligez pas le complément indispensable d'un bon arsenal chirurgical, je veux dire un bon matériel de pansement; dans les instruments ce sont surtout les tranchants, les robinets, les soudures, la qualité du caoutchouc et *des sondes de gomme* qu'il faut vérifier ; dans le matériel de pansement vous serez obligé la plupart du temps de vous en rapporter à une marque connue.

Toute pratique de la chirurgie suppose une trousse qui sera des plus simples et dont voici approximativement la composition :

(1) Il serait utile d'y joindre un petit arsenal obstétrical ; notre compétence étant en défaut, nous avons écarté cette catégorie d'instruments.

Trousse :

Une sonde cannelée.
Deux stylets dont un aiguillé.
Deux bistouris dont l'un boutonné.
Une pince de pansement à point d'arrêt faisant pince hémostatique.
Une paire de ciseaux.
Un crayon de nitrate d'argent.
Un rasoir.
Une pince à disséquer.
Une spatule.
Une sonde de femme.
Un thermomètre.
Une lancette à vacciner et une à saigner.
Aiguilles fines à suture.
Fils d'argent ou de Florence, etc...

c'est la composition la plus simple.

Nous n'insistons pas à nouveau, mais nous inscrivons seulement le *Matériel de pansement* (voyez page 28) dans lequel nous comprenons les bassins, dont deux en caoutchouc durci, réniforme et triangulaire, les drains, les fils de soie, de catgut [1] de Florence, d'argent, de chaque un assortiment ; c'est ce qui servira le plus souvent et ce qui devra être le plus fréquemment renouvelé.

Quant à l'arsenal chirurgical lui-même le voici : nous marquons d'une * les instruments utiles mais

(1) Nous recommandons spécialement les fils de catgut et de Florence non préparés ; ils coûtent peu, sont peu encombrants et peuvent être facilement asepsiés par le chirurgien après le transport à son poste médical.

non indispensables (1) et dont le débutant peut à la rigueur se passer dans la pratique courante de la chirurgie.

Instruments tranchants :

* Un bistouri à paupières.
* Un couteau de de Græfe * ou tenotome pointu.
Un ténotome mousse.
* Couteau à amputation de 20 cm.
Couteau à amputation de 15 cm.
Couteau à amputation de 10 cm.
* Couteau de Lisfranc.
Couteau à sous-astragalienne.
Quatre bistouris droits (2).
Deux bistouris droits petits.
Un bistouri boutonné.
Un bistouri de Cooper.
Deux bistouris de Nélaton assortis.
* Un bistouri serpette de Farabeuf (3).
Ciseaux forts droits et courbes, dits à bec de lièvre.
Une scie à arbre avec plusieurs feuillets.
Une scie à dos mobile.
Scie passe-partout ou de Larrey.
* Scie à chaine avec aiguilles.

Rugines, pinces coupantes, etc. :

Un ciseau burin étroit.

(1) On remarquera que la composition de cet arsenal est essentiellement plus pratique que celle qui figure dans les catalogues ordinaires ; c'est une excuse pour nous si l'on nous reprochait d'être entré dans ces détails.

(2) Multipliez le nombre de vos bistouris qui sont des instruments indispensables.

(3) Sauf le cas ou la nécessité s'impose nous indiquerons le nom de l'instrument sans spécifier les noms d'auteur ; chacun choisit le modèle avec lequel il est le mieux familiarisé.

Un ciseau burin large de Vogt (1).
Une gouge large.
Une gouge de Legouest.
Un maillet.
*Gouge trouée de Trélat ou Farabeuf.
Deux curettes de Volkmann, petite et grande.
*Une rugine d'Ollier.
*Un détache-tendons.
Une spatule à manche.
*Pince-gouge de Roux.
Cisaille de Liston, coudée.
Pince de Liston, droite.
*Tricoise.
Costotome.
*Trépan (2) (appareil complet).
*Perforateur à manivelle *

Pinces diverses ; daviers ; écarteurs :

*Pinces à langue.
Pince hémostatiques ordinaires (18).
Pince hémostatique en T.
Pince hémostatique en losange.
*Pince hémostatique de Spencer Vells.
Deux pinces hémostatiques de 22 c./m.
Pinces à griffes (deux ou trois).
Pince à disséquer.
*Pince de Lister.
*Pince à phimosis
*Pince à hémorrhoïdes Richet.
Pince dite à ligaments larges courbe, (pour les drains).
Pinces de Museux, droite et courbe.
*Pince tire-balles.

(1) Il peut remplacer les ciseaux de Mac Even.

(2) Il peut être suppléé par les ciseaux-burin et gouge frappés avec le maillet.

*Pince de Fergusson (une).
*Pince à fourche de Lucas Championnière.
Daviers français, droit et courbe (1).
Pince à racines.
*Pince à séquestre.
Davier Farabeuf à double articulation.
*Davier porte-à-faux de Farabeuf.
Ecarteurs Farabeuf.
Ecarteurs-érignes de Chassaignac.

Gynécologie (2) :

Grand irrigateur vaginal.
Tiges de laminaires aseptiques.
Speculum Collin (3).
Deux valves.
Hystéromètre.
Curette utérine.
Ciseaux utérins.
Bistouri utérin.
* Ecraseur Chassaignac courbe (4).
* Ecarteurs des parois du ventre.
Pessaires de diverses grandeurs.

Voies génito-urinaires :

Seringue en caoutchouc durci de 100 gr.
Trocart à hydrocèle.

(1) A la campagne il est bon de posséder les daviers américains, voire même l'antique clef de Garengeot.

(2) Beaucoup des instruments nécessaires à la gynécologie sont déjà mentionnés dans d'autres paragraphes ; il en est de même pour les oreilles, les yeux, etc... Nous avons dit que nous conseillons surtout les instruments à applications multiples.

(3) Il permet les petites opérations gynécologiques.

(4) Nous ne plaçons ici l'écraseur que pour le faire rentrer dans une catégorie d'instruments. La place qui lui est assignée n'indique nullement son emploi ; la même observation pourrait s'appliquer à beaucoup des autres instruments mentionnés dans cette nomenclature.

Bougies Béniqué n° 30 à 45.
Seringue à instillation de Guyon.
Explorateur Guyon.
Uréthrotome de Maisonneuve.
* Pince pour les corps étrangers de l'urèthre.
Conducteur de Syme.
Filière.
Sondes en caoutchouc rouge.

Explorateurs olivaires.
Instillateurs olivaires.
Bougies olivaires.
Sondes olivaires.
Sondes à bout coupé.
Sondes à béquilles.
Bougies armées.
Bougies filiformes.
} en gomme, numéros divers.

Mandrins.

Oreilles, nez :

* Sonde d'Itard et poire à insufflation.
Speculums de Toynbee.
* Speculum du nez.
* Serre-nœud de Wilde.
* Miroir Frontal.

Larynx, œsophage, etc. :

Abaisse-langue.
*Amygdalotome.
Trois ou quatre canules à trachéotomie.
Un dilatateur de la trachée.
* Un laryngoscope.
Pince œsophagienne.
Dilatateur de Trousseau.
Tube de Faucher.
Sondes œsophagiennes.

Yeux :

Blépharostat.
Ophtalmoscope.
Deux stylets de Bowmann.

Instruments divers :

Thermocautère.
Aiguille de Reverdin forte.
Aiguille de Reverdin fine.
Aspirateur Dieulafoy.
Aspirateur Potain.
* Speculum de Trélat.
* Chasse-fil.
Grande sonde cannelée.
Aiguille de Cooper.
Aiguilles de Deschamps (deux).
Tenaculum.
Thermomètres médicaux.
Pulvérisateur Richardson.
* Pulvérisateur à vapeur (1).
Quelques verres à ventouses.
Pile électrique médicale.
* Serre-fines (deux douzaines petites et deux grandes).
Deux seringues de Pravaz et nombreuses aiguilles.
Bande de Nicaise ou tube d'Esmarch *.
Plaques de plomb, tubes de Galli.
* Plombs ou mieux pince à perforer les plombs.
Aiguilles à sutures (deux douzaines) (2).
* Porte-aiguilles.
Pierre fine à repasser les bistouris.
Deux ou trois plateaux à instruments.

(1) Très employé par M. Verneuil dans le traitement des plaies sanieuses, des phlegmons, anthrax, hémorrhoïdes enflammées ; un peu délaissé pendant les opérations abdominales.

(2) Nous ne saurions trop insister sur l'utilité de ces aiguilles fines et très fines qui peuvent être toujours employées montées sur une simple pince à forcipressure.

Si l'on est éloigné de tout centre important, il sera également bon de se munir de gouttières de fil de fer et même à la rigueur d'une gouttière de Bonnet. Les délicats veulent les instruments nickelés, manches en métal ; peu importe, pourvu qu'ils soient bons. (1) Mais gardez-vous des boîtes toutes faites dites à amputation, à résection, etc... ne classez vos instruments dans des gaînes que comme nous les avons classés dans cette nomenclature à quelques exceptions près, vous saurez toujours les retrouver ; ou mieux, conservez-les soigneusement dans un meuble à tiroirs multiples dont chacun contiendra une catégorie ; au moment du besoin et pour une opération déterminée, vous ferez la revue rapide de chacun de ces tiroirs prenant dans chaque ce qui pourra servir, sans vous inquiéter si l'instrument a été destiné ou non à ce but ; c'est le seul moyen de préparer rapidement, de ne rien oublier, de faire beaucoup avec peu. Un sac de voyage ou mieux une boîte en nickel faisant au besoin plateau, réunira ceux des instruments qui vont vous servir, les tranchants seuls étant transportés dans un étui spécial.

(1) Nous regardons comme très complet l'arsenal que nous indiquons ; il est possible même d'en retrancher encore plusieurs instruments outre ceux marqués d'une * tout en pouvant faire face à tous les cas de chirurgie courante.

TABLE DES MATIÈRES

TROISIÈME PARTIE

Nancy, imp. A. Nicolle, 25, rue de la Pépinière

www.ingramcontent.com/pod-product-compliance
Ingram Content Group UK Ltd.
Pitfield, Milton Keynes, MK11 3LW, UK
UKHW020214250726
13967UKWH00003B/1466